恋愛呼吸

服部みれい
加藤俊朗

中央公論新社

もくじ

デザイン――――高田唯、市川智美
(ALL RIGHT GRAPHICS)
カバーイラスト――服部福太郎
撮影――――――中央公論新社写真部
編集協力―――――林美穂

恋愛呼吸対談の前に

誰もが「思ったら、そうなる」存在

服部みれい

ある頃から、我が社の会議に、「服部みれいのパートナー（彼氏ないしは夫）がどうしたらできるか」という議題があがるようになっていました。

それくらい、わたしは、恋愛や結婚のことについて、自分でどうしたらいいかわからなくなっていました。

会議でそんな話をするなんて牧歌的といえば、牧歌的なのですけれど、実際、切羽詰まった状態でもありました。

いっそのこと、『マーマーマガジン』に、自費で、「編集長、パートナー募集」の広告を出そうかと真剣に考えたことだってあります。

昨年（2012年）くらいまでのわたしは、実によく働いていました。休日はほとんどありません。朝は早ければ7時くらいから、夜は深夜に仕事が及ぶことも……。雑誌を創刊し、少人数で運営し、さらに本を書いて、会社の経営までしているのですから当たり前といえば当たり前です。熱に浮かされたように、夢中になって仕事をしていました。

実際、仕事がとってもたのしかったんです。

それでも、ある頃から、ふとした瞬間に、「困ったなあ、弱ったなあ、どうしようかなあ」と思うようになっていました。

何に？

恋愛に、です。


このお話をはじめる前に、少し、お話ししておきたいことがあります。

それは、これが本当の話だということです。本を出すためのやらせだとか、出す前からいろいろ決まっていたとか、そういうことは一切ありません。

また、わたし自身、自分自身のことをひけらかすようにお話しすることは、好きではありません。どちらかといえばとても苦手です。本当です。自分のこと（ことに恋愛に関して）は、そうっとしておいてほしいタイプです。

でも、今回、このことをみなさんに本にしてまでお伝えしようと思った理由があります。それは、

◎　自分のことだから口はばったいけれど、これは単純におもしろい話だなあと思ったから、です。

わたしの話がすべての方の役に立つかはわかりません。でも、これは、実話だし、話としてちょっぴり不思議でおもしろいし、ここから、ご自分の問題を解きほぐすヒントが見つかるかも、だったらうれしいな、と思ったからです。

その一心で、本を出すことにしました。

というか、もう、ざっくばらんに、お話しします。

いや、もう、この本を手にとっていただいた以上、中学生のとき部活が同じだった友人同士の気分で、それくらい仲がよい友人から話を聞くような気分で、読んでいただけたらと思います。わたしも、そんな気分でお話しします。

だから、どうぞ、こころをオープンにして、リラックスして読み進めていってください。

わたしがいいたいのは、こういうことです。

◎　結婚とか恋愛とか、いやー、どうしていいか、もうわからんちん！

って思っていたってことです。

活字にすると、よくわかりませんが、これは、ちいさな叫びです。叫んで書いています。ね、どうですか？　会議で、「わたしのパートナーどうする問題」が赤裸裸に話し合われていた当時の、こころの叫びはこうでした。

こういったたぐいのことに、困っていない人もたくさん世の中にはいるみたい。でも、半年ほど前までのわたしは、めちゃめちゃに困ってはいない、でも、漠然とどうしたらいいんだという気分に覆われて生活していました。もやってました。ぐずってました。恋人？　どうやって見つけるの！　結婚？　もう一生独身って決めたほうがいいんじゃない？（ぜいぜい／肩で息）　と、まあそんな感じです。

今、恋人がいない人、セックスを経験したことのない人／セックスが足りていない人（『マーマーマガジン』で「ごぶさたガール」という表現でご紹介しまして、この本でも、「ごぶさたガール」「とんとごぶさたガール」、というふうに表現させていただいております）、さらに、結婚していない人がとても多いのだそうです。少子化の問題が叫ばれていますが、それ以前に、女と男が引っついていない！　のです。

わたしもごぶさたガールのひとりでした。

いや、なんだか、いいわけがましくなりますが、本当に、ものすごく困っていたわけじゃないんです。

仕事はおかげさまで、どうにかこうにか軌道に乗りはじめ、まだその過程ではあるものの、希望に燃えて、とても充実している。

生活もそれなりにたのしくやっている。経済的にも、まあ、それなりに。友だちもいる。趣味もある。そう、一生独身でいたって、とくに困らない生活です。

とくに都市生活を送る者にとって、シングルでいるということは、ときに寂しい夜はあるにせよ（ネ……）、それなりに、いや、かなりたのしい毎日を送ることが可能です。実際、たのしいんです。

結婚に対するある種の失望みたいなものもありました。どこを見まわしても、夫婦の問題が山盛りいっぱい！　結婚して、一体、どういういいことがあるんだ？　人生の修行？　うん、それもわかる、でも、わたしは別のところ（主に仕事）で修行はしますけん、ほっといておくんなまし、と、そういう気持ちもありました。

ところが、です。やっぱり、わたし、もやっていました。結婚しなくても、彼氏はいたほうがいいなあ、とか、ね。もっといえば、正直、セックスのことも考えていました。このまま一生セックスしないままなのか、いや、セックスというと刺激的ですね、このまま一生男性に抱きしめられたりしないままで終わっていくのか、と考えると……やっぱり、どうして、こころは、もやもやとするわけです。

わたしは、かつて結婚をしていたことがあります。離婚しました。当時のわたしは本当に子どもでした。結婚というものをまるでわかっていなかったのです。その後は、ただもうひたすらに、『マーマーマガジン』を創刊し、つくり続けることに、命を燃やしました。

一方で、実は、その後も、恋はありました。すばらしい経験もしました。でも、実を結ばない恋愛でした。さらに傷つくこともいくつか続きました。荒れた日もあります。わたしは、まだかさぶたがとれていないうちに、さらに傷つきました。傷の上に傷。自分では傷ついているつもりはなかったけれど、はっきりと傷ついていました。そうして恋から遠ざかり、その分、仕事にのめり込みました。

「ふっ……もうこのまま一生ひとりかな」（遠い目）

そんなことを思いながら、50歳で結婚したタレントさんの記事なんかをつい、しっかり読んでしまうような、そんなフラついた自分でした。結婚や恋愛に対して、どうしたらいいか自分の中に答えがなく、完全に、もやっている状態でした。

そんな頃、加藤俊朗先生と出合いました。

もともと呼吸法にとても興味をもっていたんです。わたしが数年前からはじめていた「冷えとり健康法」でも呼吸の大切さはいわれています。加藤先生の存在も知っていて、いつか習いたいなと思っていました。そうしたら、ある日、おそば屋さんで、突然加藤俊朗先生と出合ったのです。

わたしは、ある夜、ひとりでおそば屋さんでおそばを食べていました(ごぶさたガールですからね、夕食はたいていひとりだったんです。でも本当に多忙でしたから、ひとりのほうがいい、くらいの気持ちでいたんです)。

そのとき、ひとりの眼光するどいおっさんが、お店に入ってきたのです。わたしは、眼光するどい人を見かけると、ばかですね、目をそらせばいいのに、こちらもカッと目を見開いて、するどい目線を飛ばす癖がありまして、その夜も、そのようにしました。

眼光するどいおっさんは、わたしの目の前の席に座りました。

わたしは、カレー南蛮そばというものを食べながら、見つめました。相手もカッと目を見開いて、わたしを見ています。

しばらくすると、かねてから大変お世話になっている、フリーランスの編集者である丹治史彦さんが、そのおそば屋さんに突然入ってきたんです！「服部さん！」「丹治さん！」さらに驚いたことには、丹治さんが、その眼光するどいおっさんの席に座りにいくではありませんか。

その眼光するどいおっさんこそ、加藤俊朗先生でした。丹治さんにご紹介していただき、わたしは、ペコペコとおじぎして、加藤先生にご挨拶しました。それからほどなくして、加藤先生の呼吸レッスンにゲストとして呼ばれ、お話しする機会をいただいたのです。さらにその後、ご縁をいただいて、我が編集部に月に2〜4回、レッスンをしていただくことになりました。2012年の6月のことです。

呼吸レッスンはすてきでした。カームになるのです。静かになります。こころもからだも、森の奥に誰にも知られずにひっそりとある湖の水面のように、「しん」となるのです。なんでも、息をよく吐くと、たっぷり吐いて、吐いて、吐いて、吐いていくと、そのような状態になるらしい。そうして、「潜在意識」がきれいにあらわれるのだそうです。

これはたとえようもない体験です。すっきりとして、自分が落ち着いて、「まとも」＝「自然」になった気分になります。静かに力も湧いてきます。

そうして呼吸レッスンを続けて、夏の終わり頃からさまざまな変化があらわれるようになっていったんです。

あいかわらず、会社や雑誌の撮影現場などでは、わたしのパートナー問題の議論がさかんでした。

Aさん「いや、もはや服部さんの男性のストライクゾーンは狭まっている」
（だんだんと、本などが売れてきたということなどが背景にあります）
Bさん「服部さんと結婚できる男性は、日本にはほとんどいないかもしれない」
（大げさな）
Cさん「服部さんと結婚できる男は、もう海外にしかいないかもしれない」
（むー）
Dさん「いや、でもIT企業社長とかなら、ギリギリ合う人がいるかもしれない」
（どこで出合うんだ？）
Eさん「いや、大学教授ですよ！」
（はあ……）
Fさん「いや、めちゃ年下の、これからひとかどの人物になる人だ」
（ふうむ……）
Gさん「いや、同じくらい活躍しているクリエーターだ！」
（ふう…む……）
Hさん「まあ、でもとにかく、サラリーマンとか公務員っていうのは、難しいだろうね……」

（すみませんね……／しょんぼり）

Iさん「とにかく、大丈夫ですよ！　いつの日か、服部さん、彼氏もできるし結婚できますよ！」

（は…はい……いつの日…か…ね…／ふっ……）


外野席では、さまざまな意見が自由に飛び交っていました。一方、わたしは、雑誌づくり、本の執筆、会社の経営と、休む間もない忙しい日々を送り続けていました。こころの中で、「んなこといったって、えっ、どこで出合うんじゃい！」と叫び続けていました。

そんなある日、わたしの知人が、「服部さん、商工会議所の合コンがありますから、行きませんか？　経営者の人ばかりですよ。ダメもとで行きましょうよ」と誘ってくれたことがあります。そのときはもう、本気でその手しか残っていないかもしれない、一緒に会社経営ができれば最高だし、確かに、友人たちがいうように一般的なサラリーマンの人では、生活のいろいろが違いすぎて難しいかもしれない。はい、経営者の方とお見合いですね、わかりました、というところまでいきつき、「商工会議所の合コン、予約してください」と、お願いもしました。すっかり捨て身でした。

さて、呼吸レッスンをはじめて、わたしやわたしの会社は、にわかに変化をしていました。編集者、文筆家、経営者3つの役を、漫然と、整理することなく続けていたわたしは、何を優先順位の上にするかを、2012年の夏には決めました。そのためにまず、会社の内部を整える決意をしたんです。その流れで、スタッフたちの残業を基本的に禁止にしました。ただやみくもに働くわたし、それについてきてくれていたスタッフたちの健康やしあわせを、しっかり守ろう、ただ走っているだけじゃだめだ、もっと、会社という基盤を盤石にしよう、そんなふうに変わっていました。『マーマーマガジン』も、おかげさまで少しずつ世に認知されるようになり、仕事全体も次の段階へ進む時期に入った、そんな背景もあったのかもしれません。

そんな頃です。自然と男性から誘われるようになっていました。わたしから連絡しているわけじゃないのに、残業をやめたとたん、男性から電話がかかるようになったのです。

加藤先生にある日報告しました。

わたし「先生っ、最近ネ、なんだか、男性がまわりに寄ってきているふうなの。呼吸やったら、男性から声をかけられるようになってきたよ」

加藤「おっ、いいじゃない！　アンタ、イケるよ。顔も悪くないんだしさ、イケるよ。結婚しなよ。来年結婚できるよ」

来年結婚。

思ってもみませんでした。でも、加藤先生にいわれたら、「それもいいかも」って思いました。もうずいぶんがんばってきたし、ごぶさたガールも飽きてきたし、「はい、はっきりと、わたし、パートナーを見つけます」って、そういう方向に気持ちが向きました。

そうして、この恋愛呼吸、なるものが生まれたわけです。

第1回目は、いつもの呼吸レッスンに、先生が、妄想デート(92～93ページ)なるものをつけてくれました。そのときは、誰も浮かばないので、てきとうな男性を想像して、湘南で妄想のデートをしました。最初は少し情けない気持ちになったけれど(だって妄想ですからね)、それでも、呼吸法が終わる頃には、わくわくして「恋もいいものだな」って思いました。

第2回目は、『マーマーマガジン』にも掲載した、90～91ページの「男がほしい」「男ができた」「男ができた、最高!」という、いうのも聞くのも恥ずかしい、かなりぶっとんだ呼吸法を体験しました。このときには、呼吸をしながらもう、数名の男性の顔が浮かんでいました。どの男性もかなり意外な人物で、そのときは、「そういうタイプの男性」とこれから付き合うのかな、ぐらいに思っていました。

その恋愛呼吸の翌日、わたしの夫となる男性が、我が社に入社したのです。折しも、『マーマーマガジン』ではセックス特集を制作中。わたしの頭の中は、はっきりいって、セックスでいっぱいでした。

最初はまるで意識していませんでした。気持ちのよい青年が入ってきた、くらいの気持ちです。商工会議所の合コンにも行くつもりでしたしね。

ただ、なんだか、わたしの様子も変わってきました。若い男性が入ってきて(彼はわたしの10歳年下です)、なんか、セックス特集をつくっちゃっているせいで、胸がいっぱいになっちゃって、頭の中ピンク色すぎて、ちょっぴり頭がイカレているのかしら、と最初は、制作している特集のせいにしていました。

でも、あるとき、はっきりと、恋に落ちたことがわかりました。

2週間後には、わたしたちは、お互いに惹かれ合っていることを確認し、結婚することに決めていました。

恋愛呼吸をして、わたしは気づいたことがあります。

わたしは、自分で思っていた以上にとても傷ついていたのです。

結婚に失敗し、その後の恋愛もつらいことが続きました。潜在意識に、すっかり「罪悪感」と、また失敗するかもという「恐怖心」が居座っていたのです。わたしはそのことに無自覚でした。自分がそんなに自分を責めて、怖がっていたとは――。

でも、呼吸法を続けて、さらにそこに恋愛呼吸をして、潜在意識に、「男ができる」「男ができた」「男ができた、最高!」と入ったら、そう、ソノ気になったら、本当に、相手が立ちあらわれました。嘘みたい？　でも本当なんです。潜在意識が、きれいになって、願望が潜在意識に入ったんです。そうとしか思えません。

わたしが恋愛呼吸をやったのは、妄想の恋愛呼吸と、「男ができた」の恋愛呼吸の、たったの2回だけです。

結婚を決意したわたしたちに、加藤先生は愛ある厳しさから、「アンタたち、もって3年だよ!」といいます。電撃婚には、あやうい面も多いかもしれません。

そのことも彼とよく話し合いました。また会社ではわたしが上司、家では妻という役割だって大変です。彼もわたしもいろいろに気遣いがあります。たくさんの面で、成長していく必要がたくさんあります。社会人として、家庭人として、両面で、たくさんの努力が必要です。加藤先生がそうおっしゃるのももっともです。

それでもです。

わたしは今とってもしあわせ。

夫はわたしのことをとっても大切にしてくれます。味方がいるって安心できます。抱きしめてくれたり、手を伸ばせば握り返してくれる人がいるってたのしいです。目を見つめれば、見つめ返してくれる人がいる(新婚だから許してくださいネ)。ひとりで肩肘はって生きていた、その力が抜けました。協力してくれる人がいるっていいものです。3年もてばいい? そう心配する人もいるでしょう。でも、過去も未来も投げ捨てて、今に生きるしかないです。今に、ただただ向き合い、彼と彼との生活を大切にしたい、という気持ちひとつで暮らしています。

わたしの相手は、日本人以外の人でも、ITシャチョーでも、大学教授でも、商工会議所の合コンで知り合った人でもありませんでした。今まで、わたしのまわりにはいなかったタイプの人です。絵本の好きな元ラガーマン、「青い空、青い海」みたいなさわやかさと、ナイーブなところを兼ねそなえた人。何より、わたしのことをよく理解し、あるがままのわたしを受け入れてくれています。このほがらかなこと、この自由な気分といったら！

現代の生活をしていると、どうしても頭で、左脳的にごしゃごしゃと小理屈こねて、考えてしまいます。でも、しあわせになるためには、もっと生物としての自分に戻ればいいのかな。（広義の意味で）一生ごぶさたかなって思ったとき、悲壮感あったもの。セックスしたいって、淫乱な意味でいっているわけじゃないんです。セックスそのものというより、そういった性全体＝生の体験をして生きたいって思った。大いなる自然の一部としての自分を生きてみたい、といったらいいすぎかな。でもそのほうがまっとうな気がしたんです。

ひとりの人生もすばらしいです。ひとりでないと取り組めないこともあります。わたしにとって『マーマーマガジン』の創刊がそうでした。ひとりだからこそ向かえることとってあるんです。ひとりでいるからこその学びもある。どんなことも、どんな時期も、自分の人生に、大切なヒントが潜んでいると思います。それでも、もし自分の奥の、自分の中の自分が本当に望むなら、望む人生が、いや、望む以上の人生が待っています。

呼吸にはそのヒントが詰まっています。

最後に、ちょっと余談ですけれども、こっそりお伝えしたいことがあります。第1回目、2回目の呼吸レッスン、全員でわたしを入れて3人の女性が体験したのですけれども、そのうちの、かなりごぶさたガールだったアラフォーの女性も、わたしと同じ時期に、彼氏ができました。遠距離恋愛をしていましたが、今一緒に暮らしはじめて婚約中です。
どう？　信じる気になった？

いや、信じなくてもいい。それより、呼吸法をやってみてください。

頭のほう（顕在意識）の自分より、腹の奥のほう（潜在意識）の自分のほうが、どうやら、人生のカギを握っているみたいなんです。

頭でいくら、「ああだこうだ」こねくり回したって、腹の奥の自分が納得しなければ、前に進まないみたい。

未来に「今以上の、想像を超えるしあわせがある」って、なかなか思えないかもしれない。わたしもそうでした。でも、「わたし」という存在は、誰ひとり残らず、本当は、大変な可能性をもっていて、しあわせになることができるのです。美辞麗句をいうつもりはありません。「思ったことがなる」、そういう存在だということです。

ああ、自分もそういう存在だったのだって、よく息を吐いて、自分の中を美しくして、気づいてくださったなら、こんなにうれしいことはありません。わたしもまだまだ、息をよく吐いて、自分の中を美しくしている過程です。ゴールはありません。でも、美しくしていける方法があるということ、それに取り組めることが、そして、この方法をこの本を手にとってくださったみなさんに、こっそり、お伝えできることがうれしくてなりません。

愛するということを教えてくださった加藤俊朗先生、
表紙の絵を描いてくれた夫・福太郎さん、
いつもわたしを支えてくれる家族とスタッフ、
『マーマーマガジン』の読者のみなさん、
フリー編集者の林美穂さんをはじめとするすべての関係者のみなさんに
山盛りいっぱいの感謝の気持ちを込めて

薫風がここちよい、ある休日の朝に
服部みれい

前篇

恋愛呼吸をやってみた

2012年10月18日(木)

さて、いよいよ恋愛呼吸です。と、その前に、実は呼吸をはじめる前に、『マーマーマガジン』17号のセックス特集の取材として、加藤俊朗先生とわたしのトークが行われたのですが、その記録がしっかりテープに残っていました。『マーマーマガジン』では、たった3ページでしかご紹介できなかった、その内容を、ここでたっぷりご紹介しますね。加藤俊朗先生の、おもしろくて、深くて、厳しいけれど、でも愛がたっぷりのことばたち、当時のわたしが感じていたこと、リアルに読んでいただけたらと思います。ものすごく古典的!? いやいやとても実践的な(!)恋愛をスタートするコツも加藤先生が伝授してくださっています。きっと「恋、そして愛のこころがまえ」ができるはず! どうぞ、おたのしみください!　（みれい）

加藤先生とわたしの出合い

みれい　先生とわたしがはじめに会ったのは、去年（2012年）の6月。青山のおそば屋さんでしたね。

加　藤　そば屋「権兵エ」。

みれい　そう！　仕事を終えて、ひとりでおそば食べてたら、眼光するどいおじさんが入ってきて、その眼力がハンパないなあと思ってじっと見てたら、真正面の座敷に座られて。

加　藤　そばすすりながら、こっちをすっごい睨んできたんだよ（笑）。

みれい　す、すみません。

加　藤　もう、勝負の目よ。ほら、ロンドン五輪の柔道金メダリスト、松本薫選手の目つきだよ。勝負直前の野獣の目つき。

みれい　えー、そこまで挑んでましたか。

加　藤　そうだよ。でも、おっきな目でじっと見て、可愛い顔してるなっ

そば屋「権兵エ」
東京都港区南青山にある。服部さんのお気に入りはカレー南蛮そば。加藤先生はせいろ。

て思ったけど（笑）。

みれい　まあ！　ありがとうございます（笑）。そうしたら、先生を追いかけてお店に入ってきた男性がいて、わたしの知り合いの編集者さんだったんですよね。それで「あ、服部さん」となって、加藤先生にわたしのことを紹介してくださって。

加藤　そうそう。あの頃に比べたら、みれいちゃんもだいぶやわらかくなったと思うけど。

みれい　はい。先生の呼吸法をはじめて、角がとれてきたと思います。ちょうど先生にお会いした頃は、何しろボロボロの状態で、青白い顔してた……。

加藤　こっちが見てて不安になるぐらい。もう見るからに、ぐちゃぐちゃした感じだった。

みれい　実際、去年の夏は精神的につらいことが重なってたんですよね。おまけに潰瘍性大腸炎もぶり返してしまって、身もこころもへろへろだったんです。

先生の呼吸法
加藤メソッドと呼ばれる呼吸法。丹田呼吸法（おへそから約9センチ下のところにあり、気の集散場所とされる丹田を意識して行う呼吸法）をベースに開発された。

潰瘍性大腸炎
大腸の粘膜にびらんや潰瘍ができる疾患。下血をともなう下痢や腹痛が続く。原因は明らかになっていない難病のひとつ。

ごぶさたガールになったわけ

加藤　話を聞いたら、雑誌の仕事で徹夜するのは当たり前だし、執筆やら会社の経営やらひとりで抱えてるものも多いっていう。そりゃぐちゃぐちゃするわけだ。

みれい　先生、そのわたしがぐちゃぐちゃだっていうのは、どのあたりから感じたんですか。

加藤　ぱっと見たときのあなたの波動。気が上にあがりっぱなしだから、腹が据わってないの。つまりエネルギーがからだをちゃんと回っていないから体調も悪くなると思うよ。

みれい　今聞くとわかる！　去年というのは、『マーマーマガジン』もおかげさまで軌道に乗りだして経済的にも安定しているし、とくに何かを心配することもなかったんですよ。でもね、なんだろう、自分の中がきちんと整理されないままどんどんいろいろなことが進んでし

『マーマーマガジン』
2008年2月に刊行した服部みれいが編集長を務めるリトルプレス。ほぼ季刊。株式会社エムエム・ブックス発行。「美しく甘く、生きること」をテーマに、女性が本当に美しく、こころを甘く潤わせて生きるためのサステナブルでエコな知恵と情報を届ける。

まって、なんとなくうまくいってて、なんとなくしあわせという感じ。冷えとりや、断捨離とかいろいろやって自分を整えてはいるけれど、まだ芯はふにゃっとしたままで突っ走ってる状態でした。

加藤 そうやって仕事ばっかりしてたんだね（笑）。

みれい ハハハ（笑）。晩ごはん食べるボーイフレンドすらいなくて、すっかりごぶさたで（笑）。

加藤 出た、ごぶさたガール（笑）。

みれい そう！　正真正銘のごぶさたガールですよ（笑）。それで『マーマーマガジン』の17号でずっとあたためていたセックスの特集をやることにしたとき、読者のみなさんから悩みを募集したんですね。そしたら、もう、いっぱいきたの、セックスや恋愛の悩みが。

加藤 そうだろうね。

みれい 中でも、ほんとにセックスレスの悩みが多くて。夫婦でも、恋人同士でも、セックスレス。つまりシングルの人を含めてごぶさただらけなわけです。

ごぶさたガール
『マーマーマガジン』17号に登場したマーマー用語のひとつ。恋愛やセックスに〝ごぶさた〟なガールの意。

加藤　そうなんですか。

みれい　しかも、セックスレス以前に、好きな人がいない、恋人ができないという悩みもほんと多かった。世の中、ごぶさたガール＆ボーイだらけなんだとわかって。

加藤　あの、ごぶさたっていうのは、どのくらいの期間をいうの？

みれい　まあ、3〜4年くらいですね。個人差はあります。その先に、5年以上ブランクのある、「とんとごぶさたガール」や、恋人がいたり結婚している（のに）「とんとごぶさたカップル」っていうのもあります。あと今は、処女だったりする人も多くて「まるでごぶさたガール」もたくさんいるようですよ。

加藤　なるほどね。

みれい　それでね、先生。わたし、みなさんのお悩みを読みながら、みんながもっとシンプルにしあわせになれないものかと思って。もちろん自分を含めてです。もし、先生の呼吸法が、みんなのいろんな恋愛や性愛の思い込みが解放されるきっかけになったらって。

呼吸でしあわせになる

加藤 ぼくはね、セックスや恋愛の専門家ではないんですよ。でも、解放は得意分野です(笑)。

みれい うれしい! 呼吸でみんながしあわせになれたらすてき。

加藤 なれると思うよ。**本来、人はしあわせになるために生まれてくるんだから。**悩んだり、苦しむためじゃないんだよ。やり方を知らないだけだから。

みれい 本当にその通りです。

加藤 性エネルギーは人格の向上に使うといいよ。

みれい むやみに射精しないということですか。

加藤 そう。性エネルギーを温存して、創造エネルギーに転換すると考える。でも、それを若いときにやっちゃだめなんです。それは勘違いです。それでは本当の魂のよろこびっていうのは得られないんだよ。

みれい　わかる気がします。

加藤　人間はセックスしたほうがいいんじゃない？

みれい　いただいた相談の中には、まるでごぶさたガール、つまりアラフォーで処女であることを悩んでる方々も少なからずいて……。

加藤　そういう世になったっていうのは、ひとつは男がだらしないから。

みれい　あー。

加藤　そういう専門の男（女性をよろこばせる）を養成したほうがいいかもね。

みれい　わかる。リードする人がいないとね。加藤先生、どうですか？

加藤　何いってるの!?（笑）　ぼくはムリだよ!!

みれい　昔は夜這いとかあって、夫を亡くした人のところに息子を行かせるとかして、練習する機会が村とか共同体の中にあったんですよね。そういうしくみはもう今はない。男の人はまだ、いろいろな選択肢があるけれど、女性の場合はそういう機会も少ないですし。

夜這い……戦後まもなくまで、日本の農漁村地帯に残っていた性風習。村では男女ともに13〜15歳になると、その共同体の成人によって公式に性教育が行われていたとされる。

加藤 今の風俗は愛がないかも……。昔は愛はなくても情があったよ。このへんの温度差があると思うんだけど。今の世の中、こころが置き去りにされて、頭で考えすぎてるから。

みれい 性欲の処理だけって、結局不毛な気が……。**コミュニケーションが足りない**というか。血が通っていないというか。まあ、こころが不在、なんですね。それは風俗の話だけに限らないのかもしれないですけれど。

加藤 そうかもね。

からだのよろこびは、こころの扉を開く

みれい　先生、セックスが大事っていうのは、具体的にどうしてなんですか。セックスをやったほうがいいっていうのは……。

加藤　あらゆる生命が輝くためには、そのよろこびを知らないといけないんだよ。**からだのよろこびはこころの奥深くにある扉を開くんです。**

みれい　好みのタイプかどうかからはじまって、相手がどんな仕事してるかとか、条件を品定めしてから気持ちが入る人もけっこう多いと思います。「頭」から入っていく。

加藤　相手と話をする前から相手を判断する人も多いんじゃないの。それだとセックスまで、なかなか辿りつかない。

みれい　中には会ってその日に最後までというケースもあるかもしれませんが、それはそれでどうなの、という面もある。

加藤 確かにね。

みれい 先生の時代、AVみたいなものはなかったですか。

加藤 写真ぐらいだね。おおっぴらには見ないけど、船の中に入って隠れて見てました。

みれい 先生の田舎は広島の島だから、海辺なんですよね。なんかいい！

加藤 先輩がもってきた写真を暗いところでこそっと見てたんです。自然の中で見るエロ写真は不思議な感動があったね。

みれい そうっと見る。なるほど、想像力がふくらむ感じですね。

加藤 そうそう。

恋愛のきっかけ

みれい 先生、まず、なかなか恋愛のきっかけがつかめない人はどうしたらいいですか。

加藤 ちょっと、ちょっと「先生」っていわないでよ。恋愛の先生じゃないんだからね(笑)。通りがかりのおっさんですから。そんなにいうなら、ちょっとだけやってみる?「タッチ、見る」「タッチ、見る」。

みれい タ、タッチ、見る!?

加藤 うん。気になる男性の前にハンカチとか落とすんですよ、わざと。そしたら絶対拾ってくれるから。それで、「ありがとう」っていって目を合わせるの。2~3回同じことやると、だいたい向こうはわかるから(笑)。

みれい 古典的!(爆笑) どうやって落とすんですか? ハンカチを!!

加藤　さりげなく落とすだけだよ。その人が通る前に落とす。電車だったらその人の靴の上とか。タイミングは大事だよ。ほかの人が拾っちゃったらダメだから、そこは狙っていくわけです。

みれい　すごいな、先生(笑)。

加藤　通勤で会う人とか、いつも顔を合わせるような人だとそこで話ができるようになる。

みれい　まあ、確かにそうです。

加藤　ここでいいたいのは、いいなと思う人がいたら、こっちから近づく手を考えるってこと。

みれい　**待ってばっかりはだめなのね。**

加藤　そう。電車の中でハンカチ落とす、会社でボールペン転がす、食堂でコップの水をこぼす、何でもいいんです。

みれい　水ですか！「キャ〜ッ、スーツが濡れちゃった、ごめんなさいっ」って拭いて、腕かなんかに触るわけですね？(笑)

加藤　わかってるじゃない(笑)。

みれい　ハハハ（笑）。でもめちゃくちゃ緊張しそう。

加藤　そこで呼吸よ。息を吐いて、すう。基本の呼吸でこころを落ち着かせて、息吐きながら、さらっと。

みれい　なるほど。

加藤　5円玉にひもつけて相手の前にパッと落とすというのもある（笑）。

みれい　5円玉じゃ拾わないでしょう！　猫じゃないんだから（笑）。

加藤　いやいや、なんとはなしにコロコロッとやるわけよ（笑）。ひもつけて。

みれい　ひも、見えちゃいますよ！

目から恋がはじまる

加藤 ひもはね、見えたら見えたでOK。関心をもたせるのが狙いだから。きっかけづくりです。転がして文句いってくる人はいないよ。あれこれ2〜3回やってみて、拾ってくれたときにジッと目を見るのよ。

みれい 目ですね。

加藤 最初はいきなり長く見ちゃだめだよ。アイトークってあるんです。だんだん長くするの。

みれい いい！ 実践的!!

加藤 向こうもじっと見つめ返してきたら100%オッケーってことだから。

みれい やっぱり目と目なんですね。まぐわいだ。目ではじまるんだ！

加藤 いきなり告白するのでもいいけど、いきなりじゃおかしいじゃな

まぐわい
目合。目と目を合わせて愛情を通わせること。性交の意もあり、古く古事記にも登場する。

い。第一、ごぶさたガールなんだから、まず男性に慣れること。

みれい　ハンカチの「タッチ、見る」のタッチは？

加藤　ハンカチを受けとるとき、そっと相手の手に触れるんです。

みれい　タッチ、見る、タッチ、見る、を続けるとだんだん相手もその気になるんですね。

加藤　向こうから来る場合だってあるよ。目の前にハンカチが落ちてくるかもしれない。サインを見逃しちゃいけないんです。

みれい　目の前にひらっとハンカチが落ちてきたら、相手の目をじっと見て、「はい、どうぞ」って拾ってあげる。

加藤　それで向こうが誘ってきたら、一度はお茶でもしないとね。

みれい　好みじゃなくっても？

加藤　**そうだよ。最低、一度は誘いにのるんです。**意外にウマが合うかもしれないじゃない。今の時代、女性の目は肥えてるから、チラッと見て値踏みして袖にしちゃうのかもしれないけど。結果、ごぶさたガールになってることも多いと思いますよ。

みれい　そうですね。背が高くておしゃれじゃないと絶対イヤ、みたいな。先生、わたしにもいってましたよね。顔で選ぶなって。誰だっていいいんだよって。そういう気持ちでぶつかっていけって。

加藤　ぼくが若い時代とは、そのへんの温度差があるんじゃないかと思う。あと、やっぱり、セックスに対して恐れがあるとよくない。

みれい　それはかってセックスがうまくいかなかった経験とか、その経験がないこととかですか。

加藤　それもある。無意識のうちにセックスに対する恐れがある場合はあります。人にはカルマがあるから、そういうことで踏みきれない場合もある。

みれい　自分のことをいうと、わたしは恐れとかないと思うんですよ。やるときはやる。決めたらいくタイプ。

加藤　それはそれでいいよ。人それぞれなんだから。じゃあ、みれいちゃんがこの何十年間かごぶさたガールだったのは、自分で意図的にやめてたの？

カルマ
業、行為の意。元は古代インド哲学の用語で、行為はなんらかの報いを生じるという考え方。日本には仏教用語として入ってきた。

みれい　そんなに「とんとごぶさたガール」じゃないですよー。何十年もやめていませんよ！　数年ですよ(笑)。とにかくこの5年くらい、モーレツに仕事が忙しかったんです。

加藤　セックスがないっていうことは、仕事が忙しいほうにいくしかないんだよ。

みれい　ガ――ン。でも確かに当たってるわ……。わたし、セックスがなかったから、仕事するしかなかったのか……！

出合った人にすべてを捧げる

加藤　大事なのはね、セックスレスの話は、どうしても肉体のことが先になるけども、それには限度があるってことです。セックスで肉体のよろこびを知るのは大事なことだけど、それだけでは男女はやっていけないの。

みれい　そうですよね。肉体だけじゃもたないですよね。

加藤　絶対ダメ。相手との関係に、こころの安らぎが生まれてくるような絆ができないと。

みれい　絆ねえ。みんな絆を築けるような相手が、なかなか見つからないと思い込んでいるのかも。

加藤　そりゃあ簡単には見つからない。

みれい　むー。どうすればいいんですか。

加藤　**好きになったら、その人にすべてを捧げること。**よくても悪くても、その人に自分のすべてを捧げるんだよ。こういう気持ちをまずもつことが大事です。

みれい 全部捧げる……。すべてって、胸にぐっときますね。

加藤 そこがポイントだよ。

みれい でも……全部捧げるっていうふうになかなかなれない……。

加藤 そう思える人はそんなにいないよ。でも、自分がその人と決めたらいってみるんだよ、とことん。日本の人口が約1億2000万人、それ分の1だよ。東京だけでも1200万～1300万人いるんだから。1200万分の1。要するに、出合いは奇跡なんだよ。**よくても悪くてもそこに自分をぶつけていく気持ちが大事なの。**

みれい 自分をぶつけていく！　オッス!!

加藤 それが生きるエネルギーになるんです。損得じゃない。そうすると、あたらしい扉が開くから。

好きな人ができないのは、なぜ？

みれい　あたらしい扉かあ。わくわくしますね。でも先生、恋愛したいのかどうかさえわからないとか、まったく好きな人ができないとかっていうお悩みも多いんです。そういう人はどうしたらいいですか。

加藤　「イメージ」だね。憧れの歌手でも俳優でも何でもいいから。好きな男性の写真をもってきてイメージすればいい。それで、**「わたしのすてきな人があらわれました」と、過去完了形で宣言します。**

みれい　アファメーションだ。

加藤　リアルにイメージできればそれでいいの。ポイントは、「やっぱりできっこない」とか、「こんなのダメ」とかって否定しないこと。そう思ったら、せっかくやっても全部チャラです。

みれい　うわっ、気をつけよう。

加藤　喫茶店で隣に座った男性に声かけてみるのもひとつの方法じゃ

アファメーション
肯定的宣言の意。具体的には、自分が「〜したい」「こうなればいいな…」という願望を、すでに現実にあるものとして「〜だ」と繰り返し唱えることで潜在意識に働きかけて願望の実現を引き寄せるテクニック。

ない。

みれい　そうですね。みんな少し考えすぎてるかも。ちなみにわたしは、語弊があるかもしれませんが、比較的誰でもいいんです（笑）。

加藤　本当？（笑）それはいい。そう思えない人が多いんですよ。でも、よく考えたら誰だっていいはずなんだよ（笑）。そんなに大差ないのよ、人って。

みれい　そう、たいして違わないと思う。

加藤　ただ自分の中の感情が、「この人はいい、この人はだめ」っていうんです。もしちょっとでも相手に興味があるんだったら、その人に任せてみる。自分が好きな人を選ぶんじゃなくて。**好きになってくれた人を選ぶといいよ。**

みれい　うん、うん。

好きじゃない相手が寄ってくるのは、なぜ？

加藤 いつも嫌なタイプ、好みじゃない相手が寄ってくる人っているでしょ。

みれい いますね。ストーカーみたいな人にしょっちゅう追われてる人とか。

加藤 逃げると向こうは余計に追ってくるから。

みれい どうしたらいいですか？

加藤 **一度嫌なタイプを受け入れてみるといいんですよ。同じ波動で、似たものがあるから引き寄せるんです。**納得できないかもしれないけど、今の自分のカルマじゃなくて、過去にそういうカルマがあって、そういう嫌な相手が次々来てるのかもしれない。だとしたら、それを克服するチャンスだと思えたら、最高。

みれい 向こうから来たら……一度身を捧げればいいってことですか？

加藤　相手がよろこんでくれることをやればいい。そこまでしなくても、1回食事してあげたら意外に向こうの気が済むかもしれないし。

みれい　こっちも、案外たのしかったりしてね。

加藤　そうそう。

みれい　それで大きなカルマがとれたらいいですよね。でも、ふつうはなかなかできませんよね。みんな捧げるの、怖いだろうし。

加藤　勇気がいるからね。でもね、相手にすべてを捧げるって気持ちでいけたら、あまり面倒なことにならない。なぜかというと、**相手への接し方が違うんだよ。さわやかなんです。**

みれい　なるほど、逆にね。

加藤　こっちには打算のないことが相手に伝わるんです。それはすごく大事なポイントだよ。

みれい　やるなら全部捧げる、と。わかりました。

加藤　おためしもあるからね（笑）。

みれい　お、おためし!?（笑）

加藤　いや（笑）。つまり、台本通りにはいかないってこと。

好きになってくれた人を大事にする

みれい　それにしても、**好きになってくれた人にいってみるというのは、ごぶさたガールにとって、ごぶさたから解放されるキーポイントな気がします。**

加藤　人は生きてれば、食べること、寝ること、セックスすることの3つが基本です。今、多くの人は食べるほうにいっちゃってる。

みれい　ああ。わたしも含めてだけど、みんな食べてますよね。

加藤　基本に戻ればいいんです。原初から人類は子孫を残すことが最大のテーマ。

みれい　でもさっき比較的誰でもいいっていったけど、そうはいってもすっごく嫌いな顔の人とセックスできないですよ、先生。

加藤　ハンカチかぶせればいい（笑）。そのぐらいの気持ちよ。

みれい　アハハ（笑）。確かに、いくら顔が好みのタイプでも話がかみ合わないとか、なんか居心地悪いとかってなると、続かないですものね。

加藤　確かに。

みれい　最初にパッと見た印象も大事かも。「すご～く悪くなければ充分」って思っているといいのかも。

加藤　例えば、パーティに行ったら、男は目をつけた女に声をかける。女はあの人来てくれないかなと思ってる。

みれい　自分がいいと思ってる人がなかなか来てくれないときは、どうしたらいいですか。

加藤　そういうときは自分が行くしかない。パーティはドリンク付きだから、好きな人のところに行って、わざとこぼすんだよ。

みれい　出た、飲みものこぼす作戦！（笑）でも、それ一理あると思う。モテる女性はやたら触ってます、男の人のこと。しかもそれが自然なの。男の人もどうも悪い気しないみたいですよね。

加藤　男は触られても悪い気しないよ。女性も、嫌いな人はイヤかもしれないけど、そうでなかったらまんざらじゃないと思うよ。

みれい もう体当たりですね、文字通り（笑）。

加藤 ちょっと手前でつまずいたふりをして、抱きつくような感じでいくのよ（笑）。やろうと思ったら方法はいくらでもあるんだよ。

みれい うん、うん。

わくわくした気持ちで過ごす

みれい にしても……。そのがっつく感じが足りないのかも、現代人は。がっつく感じが恥ずかしいっていうか。最近は自分から動かない男性も多いみたいですし。

加藤 だから、待ってたんじゃだめだよ。男だって気持ちが乗らないときもあるんだから。でも、土曜日の夜は気持ちが高まるんだよ(笑)。

みれい 土曜の夜！(笑) 今なら金曜の夜かしら。

加藤 『サタデー・ナイト・フィーバー』って映画があったでしょ。土曜の夜は、誰でも解放的になるんだよ。ならない？

みれい 金曜の夜に遊びに行くか……。すみません、とんとごぶさたなもので。でも、若い頃はありました。

加藤 **「今日はすてきな人に会える！」って思って出かけるんです。**ぼくはいつも思ってたよ(笑)。

『サタデー・ナイト・フィーバー』
1978年日本公開のアメリカ映画。ジョン・トラボルタ主演。日頃のうっぷんを毎週土曜のディスコで晴らしている若者の成長していく様子を描いた青春映画。世界にディスコブームを巻き起こした。

みれい　それいい！　そういう気持ち、忘れてるかも。

加藤　わくわくしていくの。ごぶさたしてるんだったら、来るもの拒まない。

みれい　かたっぱしから、ね（笑）。選ばないことですね。

加藤　そうです。

みれい　選んでくれた人にいってみるっていうのは本当にいいと思う。それがちょっと嫌な相手でも、こころのブロックが外れるチャンスだし。チャンスそのものも増えると思って。

加藤　自分を選んでくれた人と出合って「あたらしい自分」をつくる。どう……こういう考え方？

みれい　いい！　あたらしい自分！

加藤　目のきれいな人とか、白魚のような指の人とか、何かひとつ決めておくの。

みれい　わたしなら目を見ます。

加藤　的を絞っておけば確率は高くなるわけよ。

愛を長続きさせるコツ

みれい 先生、よくおっしゃっていますよね。男女の仲は出合いから3〜4年でおしまいって。長続きさせるためには、どうしていったらいいんですか？

加藤 相手を信頼、尊敬すること。相手のいいところを見つけていくわけ。

みれい 長く付き合うと、セックスレスになっていくのが当たり前みたいなところもありますよね。

加藤 そのへんは大人のお付き合いで、手を替え品を替え。例えば、ひもを使ってみるとか。

みれい ひも？

加藤 ひもでくくるの。

みれい SMみたいなことですか？

加藤　そこまでやらないの。あれはエスカレートしていくから。絹のやわらかいひもじゃないとだめなの。

みれい　縄みたいなものじゃなくて？

加藤　ああいうんじゃなしに。着物着るときに使うようなやわらかいの。色はピンク。

みれい　『愛のコリーダ』みたい（爆笑）。

加藤　いいでしょう（笑）。手を縛って動きがとれないようにするわけ。そうするとあたらしい刺激になるんだよ。

みれい　夫婦でセックス続けていくって、結構なことですよね、考えたら。

加藤　マンネリで刺激がなくなると続かない。

みれい　わたしもそう思うな。

加藤　**工夫しなきゃだめっていうことをいいたいんです。**夫婦でわざわざラブホテル行く人とかもいるよ。刺激を求めて。

みれい　えらいですね。でも結婚するときみんな覚えておいたほうがいいね。工夫が必要なんだっていうことを。

『愛のコリーダ』
1976年公開の日本・フランス合作映画。大島渚監督、藤達也、松田英子主演。阿部定事件を題材に男女の究極の愛とエロスを描いた。

結婚後は感謝の呼吸

みれい　先生、セックスのほかに、呼吸法でずっと仲よくする方法はありませんか。

加藤　ある。感謝の呼吸（202ページ）。

みれい　感謝の呼吸！　毎日毎日、相手に感謝すればいいんですか。

加藤　そうだけど、都合のいいことだけに感謝して都合の悪いことに感謝しないっていうことではないんですよ。

みれい　ああー。

加藤　すべてに感謝。

みれい　**すべてに感謝する。相手のことがむかつく場合でも、それにも感謝するんだ。**

加藤　むかつかせてくれて、ありがとう。この感覚を身につけてください。なぜかといったら、むかつくような要因が自分の中にもあるからです。

みれい　そうですよね、だから相手もやるんですよね。

加藤　**夫婦は鏡だから。**自分が映っているんだよ。それを相手は見せてくれているという物の考え方に変われば本物です。

みれい　修行の場ですねー。

加藤　そうそう、まさに修行の場。あとね、旦那は嫁さんのいうことを黙って聞くの。

みれい　そういう秘訣、知っておくといいですね。この前お寿司屋さん行ったら、大将がどんなことでも奥さんの話を黙って1時間聞くっていってました。絶対反論とかしないのがコツだって。

加藤　それもひとつの方法だね。

みれい　女の人は、話を聞いてあげるといいんだって。答えは求めてない。それわかってる男性って実は少ないかも。

加藤　結婚というのは、同じ屋根の下に住んで、自分のこころを磨くのです。そのためのパートナーなんだから。

みれい　なるほど。もちろん、妻の側の努力も必要ですね。

加藤　ここのところをお忘れなく。そして、神が与えてくれたすてきなアダムとイブを演じてください(笑)。

みれい　はい。そのためには、先生、相手をまず見つけないと(笑)。

加藤　そうだよ。ごぶさたガールは、まず相手を探すこと。

みれい　ヨシ、わたしは息吐いて、ボーイフレンドをゲットします、先生。

加藤　縁です。出合いがあったら、思いきって縁のあるところに行く。

みれい　その人だと思ったらすべてを捧げる。

加藤　そうです。恋愛呼吸で奇跡を起こそう！

みれい　イエス！

恋愛を引き寄せる5つの心得

1 息を吐いて、こころをきれいにする

2 好きになったら相手にすべてを捧げる

3 声をかけてくれた人と一度はデートしてみる

4 感謝の気持ちで付き合う

5 恋愛は工夫と努力

恋愛呼吸のレッスン

さて、いよいよ、恋愛呼吸の実践です。わたしが体験したものを収録しています。まず1回目はざっと読んで、2回目から、読みながら実践をしてください。もし、やってみても、これで合っているのかどうか、わからないなという方は、加藤俊朗先生の『呼吸の本』『呼吸の本2』（ともに、サンガ刊）についているCDやDVDを体感なさるのもおすすめです（加藤先生の声、とってもすてきなんですよ……／うっとり）。どうぞ期待を手放して、ただ、しっかり息を吐くことに集中してくださいね。では、さっそくどうぞ！（みれい）

基本の呼吸

加藤　では、さっそくはじめるよ。

みれい　はい、お願いします。（あぐらをかいて、姿勢を正す）

加藤　まず、基本の呼吸からです。

仙骨を立てて……。姿勢を整えて……。肩の力を抜いて……。今からこころをきれいにする呼吸をやりましょう。呼吸は鼻から。最初はおなかを使って息を吐いていきます。やり方は、吐くときにおなかをへこませます。吐いたら力を抜きます。おなかの動きは、スムーズにおなかがへこむように。グッと力を入れてへこまさない。スムーズに、気持ちよくおなかを使って息を吐きます……。ではいきます。呼吸は鼻。息を吐きながらおなかをへこませます。吐いたら力を抜きます。次から自分のペースで気持ちよく。おなかで息を吐いてください。おなかの動きはスムーズに。意識はお

仙骨……仙骨は、おしりの真ん中にある逆三角形の骨です。ポイントは、仙骨を立てる89ページをご覧ください。

なかに。

（約1分間、静かに呼吸を続ける）

加藤　はい、オッケー。楽にして。休むときは自然な呼吸。意識はおなか。おなかを使って息を吐く、この呼吸に慣れます。

ではいきます。まず仙骨を立てます。姿勢を整えます。肩の力を抜きます。意識はおなか。呼吸は鼻。息を吐きながらおなかをへこませます。吐いたら力を抜きます。次から自分のペースで、気持ちよくおなかで息を吐いてください。おなかの動きは、スムーズにおなかがへこんで、スムーズにふくらみます。意識はおなか……。

（約1分間、呼吸を続ける）

加藤　はいオッケー。次にいきます。今度は丹田で息を吐きます。丹田の位置はおへそから約9センチ下、へそ下3寸。だいたいでいいです。丹田に意識をきりかえます。丹田に集中します。呼吸は鼻。息吐きながら、丹田をうしろに引き寄せます。吐いたら力を抜きます（数回繰り返す）。次からは自分のペースで。丹田で息を吐いてください。意識は丹田。

（約1分間、呼吸を続ける）

加藤　はいオッケー。続けていきます。丹田でゆっくり息を吐いたら呼吸を速くします。ではいきます。仙骨を立てて、意識は丹田。速い呼吸。ではいきますよ、はい。フッ、フッ、フッ、フッ、フッ……。

（約1分間、速い呼吸を続ける）

加藤 はいオッケー。呼吸を整えてください。自然な呼吸に意識を戻して、意識は丹田。今、だいぶドロドロしたのが出たから。わかる？

みれい すっきりした。

加藤 よーし。今から的を絞っていく。いいかい。**人間は、思うことしかならないんだよ。**何を思うかだけなんだよ。今は「男がほしい」わけでしょう。

みれい はい（笑）。

加藤 それなら男を思えばいいだけだよ。意識は自由にできるこころ。潜在意識は自由にできないこころ。意識を使って「気持ちよく」息を吐いて潜在意識をきれいにします。きれいにしてから、「男がほしい」と思えば、スーッと潜在意識に入っていくんだよ。

みれい 気持ちよく思う。

加藤 そうです。気持ちよく繰り返すことです。夢中になってね。夢中はね、それしか思っていない状態なの。呼吸を続けると、どんどんこころの中がきれいになって空っぽです。そこで「男がほしい」

〈恋愛呼吸のこころのしくみ〉

×男がほしいと思ってもうまくいかない
×ダメンズが寄ってくる

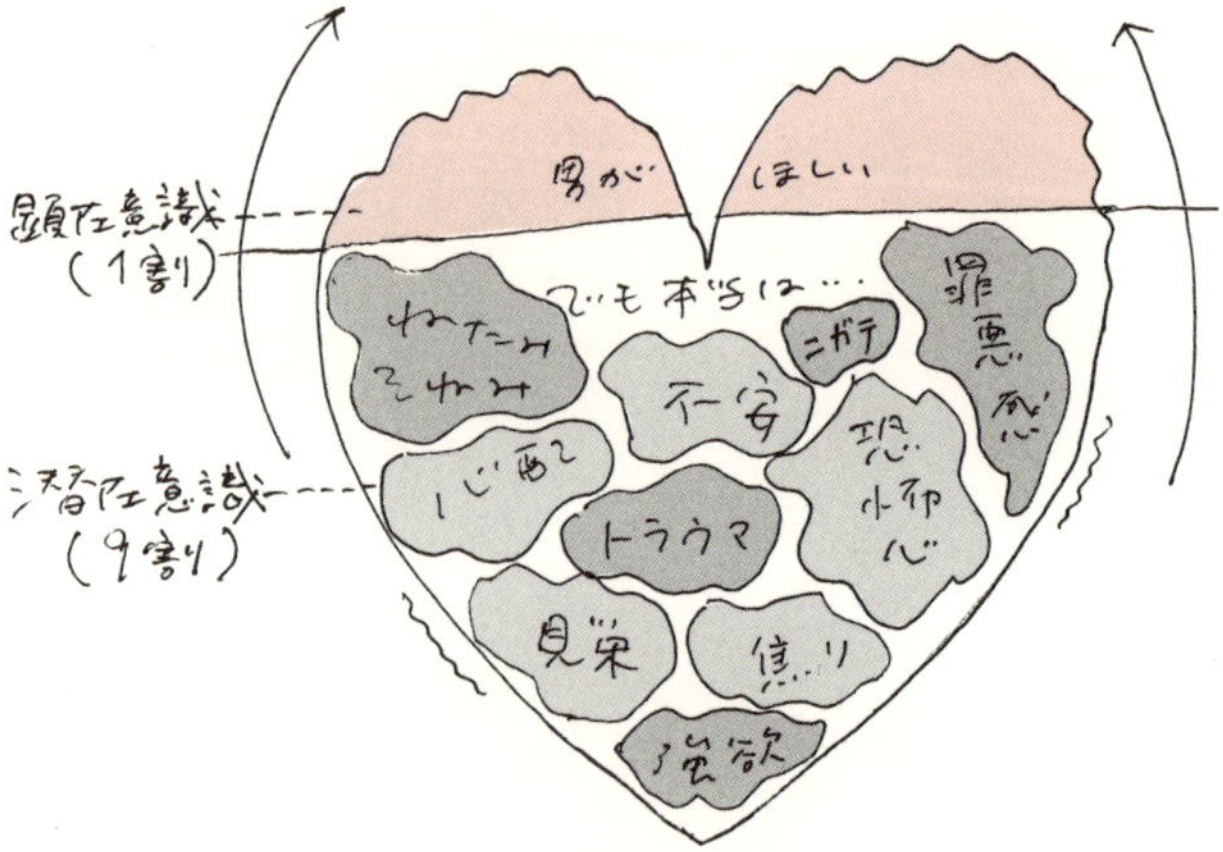

息をたくさん
吐くと……

◎男がほしいと思えばすぐできる
◎すてきな男が寄ってくる

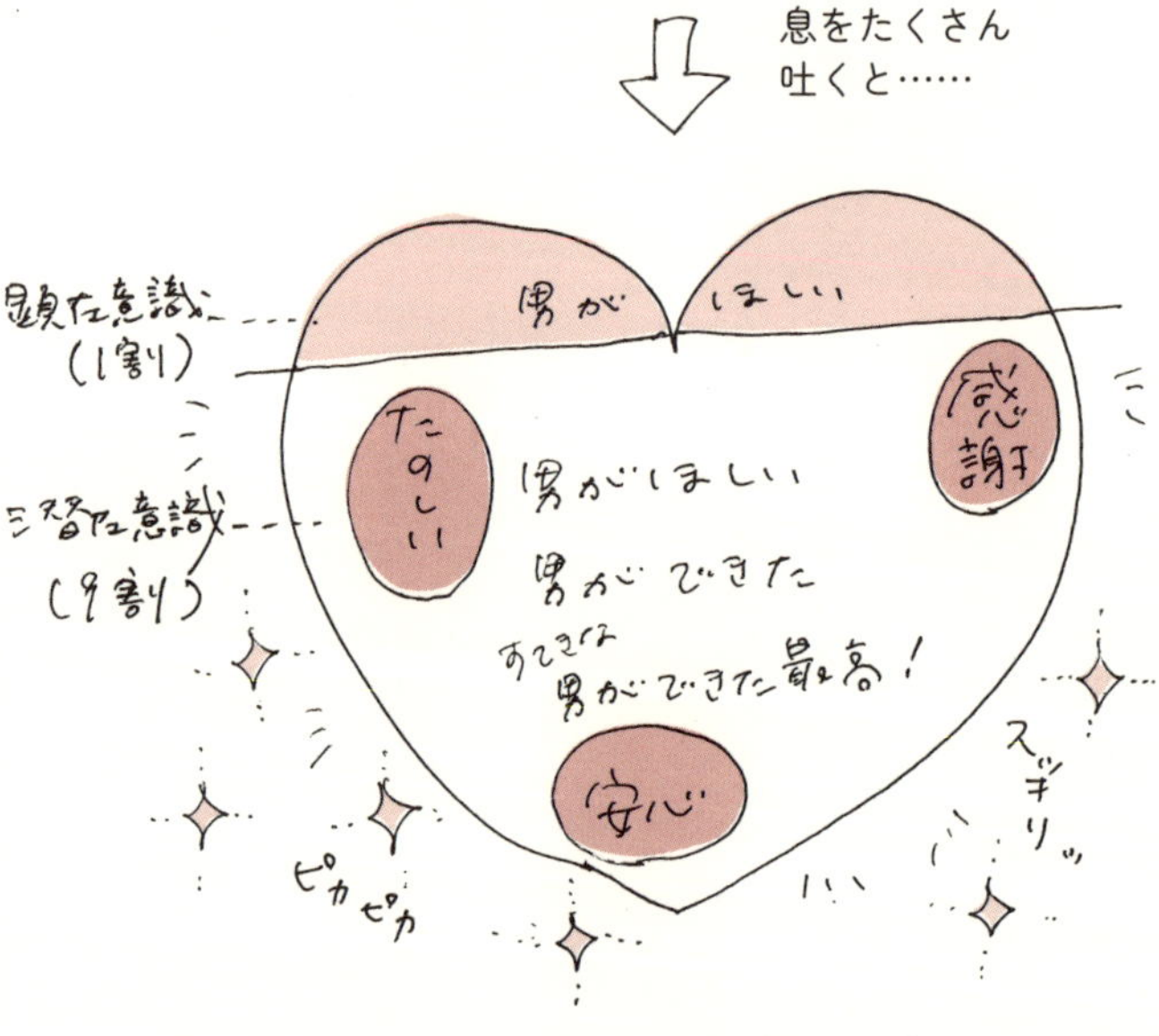

と思うこと。

みれい　そうか。なるほど（笑）。

加藤　**「男がほしい」。この思いをこころの奥深いところに入れる。それが恋愛呼吸です。**それを今からやるから。

みれい　けっこう、毎日思ってるんだけどなあ。

加藤　そういうことをいわない！　そういうことをいったら全部ご破算。一切ダメ！

みれい　わかった。いいませんッ!!

加藤　**愚痴とか泣きごとはいわない。**これがコツなの。思うことを積み重ねていくんだよ。繰り返すというのは積み重ねることだから。「男がほしい、男がほしい」っていってるうちに、「男ができた」になるわけよ。人間のからだはそうなってるんだよ。

みれい　本気で思えば、何でも叶うんですか？

加藤　そう。これでいろんな問題を解決できる。ことごとくうまくいくよ。多くの人は自分で「男がほしい」って思ってても、苦い経験があったりして、からだが「ノー」って反応する。それは潜在意識が「ノー」っていっているから。潜在意識に「男を好き」っていわせたらいいんだよ。何度もいうけど、人間は思うことしかならないんだから。それならこころの奥の潜在意識にいい種をまかないと。

みれい　先生が何か思ったら、何でも叶いますね(笑)。

加藤　女がほしいとか、金がほしいとか、そんなことはやらないよ。でも、毎日ハッピー(笑)。

みれい　すごくいい(笑)。そうなりたいです。

加藤　ぼくは、宇宙の調和と秩序をお祈りする。地球の平和と安全をお祈りする。地上の人たちに愛のエネルギーを送る。なかなかでしょう(笑)。

みれい　なかなかです(笑)。

加藤　毎日ただ思えばいいんです。これはタダだから。お金かからないよ。

みれい　やっても損はない。

加藤　振り返ってごらん。今あるのは、過去に思ったことが現実になっているんですよ。わかる？

みれい　確かに。わたしはこうなるって繰り返し思ったり、口にしたりしたことが結果、現実化してるかも。いいことも、悪いことも……。

加藤　魂は輪廻転生していく。だから、魂の見地からいえば、現世でおしまいじゃない。何度も生まれ変わって、いろんな男に出合える。そうしたら、今世の男のひとりやふたりどうってことないでしょ。

みれい　どうってことないですね。

加藤　本当にどうってことないんだよ。「男がほしい」って今はいってるけど、そのうち、「わたしが男を支える」となるわけよ。「この男を世に出す」とか。そしたら男もよろこぶよ。

みれい　確かに。男性が元気になったら、女性を大事にしてもらえるし。

加藤　気持ちよく息を吐けば、誰だっていい方向に展開していくんです。

みれい　男性を大事にしますッ！

加藤　ものごとには大義名分が必要なの。それがないと。目標がぼんやりするからです。ここでは、みんなに男ができてしあわせになるのが大義名分です。じゃあ「男がほしい」をやってみるか(笑)。

みれい　「男がほしい」、やってみます！

1日目の恋愛呼吸

加藤　こころでイメージして、自分の未来を先どりするんだ。こころの中でありありと描ければ、百発百中でそうなる。それを信じる。まず仙骨を立てて、姿勢を整えて、肩の力を抜いて。さわりをやってみましょう。

みれい　お願いします。

加藤　まず最初は軽く息を吐きます。吐くときおなかをへこませて、吐いたら力を抜く。自分のペースで気持ちよくおなかで息を吐いてください。

（約1分間、静かに呼吸を続ける）

加藤　では今から入ります。こころの中で思うんだよ。意識を使ってやってみましょう。吐くときに「男がほしい」と思う。ただ思うだけ。最初はそれだけでいってみよう。では、仙骨を立てて、姿勢を整えて、肩の力抜いて。意識は丹田。丹田で吐くよ。丹田で息を吐きます。吐くときおなかをへこます。吐いたら力を抜く。丹田を意識して気持ちよく息を吐いてください。丹田で息を吐いている、そういう状態だと思うんだよ。では、丹田で息を吐くとき、「男がほしい」と思ってください。吐くときに「男がほしい」。丹田を意識して「男がほしい」。自分のペースで気持ちよく。吐く息にのせて「男がほしい」。このやり方にまず慣れます。自然な呼吸の吐くリズムをしっかりつかんで、リズムに乗って。

（約1分間、静かに呼吸を続ける）

加藤 よし、オッケー。今やってみてどんな感じがする？

みれい 男性が浮かびました。具体的な男性が出てきた。

加藤　おおっ！　それはいいねえ。なかなか1回目から浮かばないよ。そのイメージを大事にするんだよ。要するに、勝手にこころの中から出てきた男性たちなんだから。

みれい　すごいおもしろい。いい気分です！

加藤　前世で関わった人も出てくるかもしれない。自分の思ってもみない人が勝手に出てくるんだよ。これはなかなかいいよ（笑）。

みれい　ほんと、意外。へー、その人なんだ、みたいな（笑）。

加藤　まだ、これ1日目よ。3日分あります（笑）。

みれい　すごいスピードかも（笑）。次に先生に会うとき、もう隣に彼がいるかもしれない。もうタッチしてるかも（笑）。

加藤　ひも用意しといて（笑）。

みれい　それ、早すぎ（笑）。

2日目の恋愛呼吸

加藤　よーし。次いくよ。次は2日目。2日目は、まず、1日目と同じ、息を吐くときに「男がほしい」。すうときに「男ができた」と思う。息を吐くとき、「男がほしい」。すうときに「男ができた」。

みれい　はい。

加藤　いくよ。まず仙骨を立てて、姿勢を整えて、肩の力を抜きます。まずは、こころとおなかをきれいにします。丹田で息を吐く。呼吸は鼻。息吐きながら丹田をうしろに引き寄せます。吐いたら力を抜きます。次からは自分のペース。丹田で息を吐きます。気持ちよく。まずこころをきれいにします。

（約1分間、静かに呼吸を繰り返す）

加藤　オッケー。では、いくよ。気持ちよく繰り返す。息を吐くときに「男がほしい」。すうときに「男ができた」。吐くときにドロドロしたものが出て、すうときすてきな男を連れてくるからね。

みれい　わかりました！

加藤　ではいきます。仙骨を立てて、姿勢を整えて、肩の力を抜きます。意識は丹田。準備できたね。
呼吸は鼻。吐く息にのせて「男がほしい」。すう息にのせて「男ができた」。「男がほしい」、「男ができた」。「男がほしい」、「男ができた」。自分のペースで気持ちよく続けます。丹田の呼吸に合わせて繰り返します。丹田でやるんだよ。

（約1分間、静かに呼吸を繰り返す）

3日目の恋愛呼吸

加藤　よし、オッケー。続いていくよ、3日目。3日目は簡単。吐く息にのせて「すてきな男ができた。最高！」と思う。
よし、いくよ。仙骨立てて、姿勢を整えて、肩の力を抜きます。3日目いきます。呼吸は鼻。吐く息にのせて。「すてきな男ができた。最高！」。「すてきな男ができた。最高！」。自分のペースで気持ちよく繰り返す。気持ちよくだよ。意識は丹田。

（約1分間、静かに呼吸を繰り返す）

加藤　よし、オッケー。楽にして。どう？

みれい　いい。かなりよかった。彼が家に、大きな車で迎えに来てくれて、出かけたりしました。かなり具体的だった！

加藤　いいねえ。

みれい　旅行に行くところも見た。楽しかったです。助手席に座ってどういう会話してるかとかまでわかったの。

加藤　いいねえ。要するに、**こころはもうみんな知ってるんだよ。シナリオはできてるの。**こころをきれいにしてからやるのがポイント。

みれい　先生、これはいつやるのがおすすめですか。

加藤　寝る前にやるのが一番いい。今日はこころで思っただけだけど、声に出したらもっといい。

みれい　家なら声出してできますもんね。横になってやってもいいですか？

加藤　布団の中でやるといいです。寝ている間に、いろんなことがこころにつくられるから。潜在意識に思いを入れるには、寝るときが一番いい。

みれい　3日分、いっぺんにやってはだめですか。

加藤　いっぺんに多くを求めないの。じょじょにこころに準備をさせる。

会社のトイレで「男がほしい、男がほしい……」ってやってもいいよ。トイレに行ったら必ずやると決めて、何回もやるのが大事。ポイントは、絶対、打ち消さないこと。やっぱりだめだとか、なかなか浮かんでこないとか、そういう余計なことはいいません。諦めないで、気持ちよくやり続ければ潜在意識にいくわけだよ。

みれい　先生、今、なんだかとっても気分がいいです。ありがとうございます。

加藤　うまくいったら、お祝いしなきゃ。やっぱり好きな人できるって最高だと思うよ。その人がいるだけで生きてるって感じがするもん。

みれい　景色が変わる。

加藤　やる気も出る。仕事の創造力も湧いてくる。今よりももっといいものができる。

みれい　先生ありがとう。「本当にあなたといてしあわせだ」って話しているところまで浮かんでました。車種もわかった。大きい四駆に乗ってた。イケてる～、わたしのダーリン（笑）。これ現実になったら、すごいですね。

加藤　なるよ。思うことしかならないっていってるでしょう。嘘なんていわないよ。

さあ、やってみよう！　呼吸法のレッスン

それでは実際に、呼吸法を実践しましょう。恋愛呼吸を行う前に、まず、基本の呼吸（88〜89ページ）をマスターします（とっても簡単です）。そうしていよいよ、恋愛呼吸です。「男がほしい」といったことばは、いいやすいタイミングでいってください。声に出すのが難しい人は、最初はこころの中でいうのも手ですね（ただし声に出したほうが効果は大きいです！）。また、この恋愛呼吸の前にわたしが体験した妄想呼吸もご紹介します。恋愛呼吸だけでは何か足りないな、という方は、ぜひやってみてください。妄想デート、やってみると意外にたのしいですよ！　すべてのポイントは、気持ちよくやること。おなかをへこませるときにはスムーズに行うこと。また、自分の中をまっさらにするような気持ちで素直にやる、結果を求めない、焦らないことも大切です。ぜひ、気楽な気持ちで行ってくださいね（しかめっ面してやっていたら……怖いですよね／笑）。では、さっそくどうぞ！

（みれい）

基本の呼吸

1 自然な呼吸に意識を向けます

仙骨を立てます。
姿勢を整えます。
肩の力を抜きます。
自然な呼吸に意識を向けます。
軽く目を閉じてもいいです。
ただ、ひたすら自然な呼吸に
意識を向けて、
呼吸を感じましょう。
呼吸が乱れても無理に直しません。

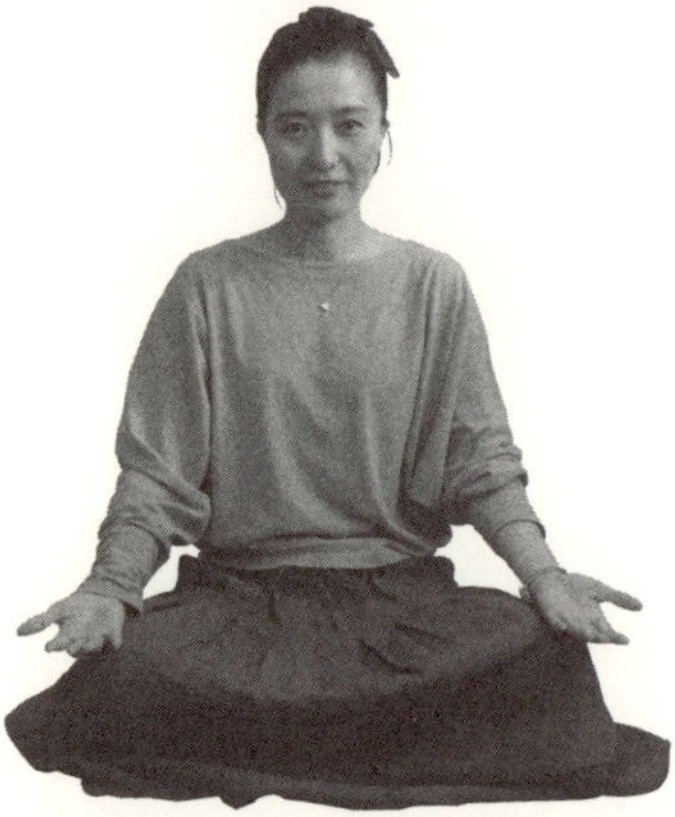

自然な呼吸とは、無意識にしている呼吸です。寝ているときや、夢中で仕事をしているときの呼吸です。

2 おなかを意識します

仙骨を立てます。
姿勢を整えます。
肩の力を抜きます。
おなかに意識を向けます。
呼吸は鼻で行います。
息を吐きながらおなかを
スムーズにへこませます。
吐いたら、力を抜きます。
自分のペースで気持ちよく
繰り返します。
気持ちよくがポイントです。
がんばりません。

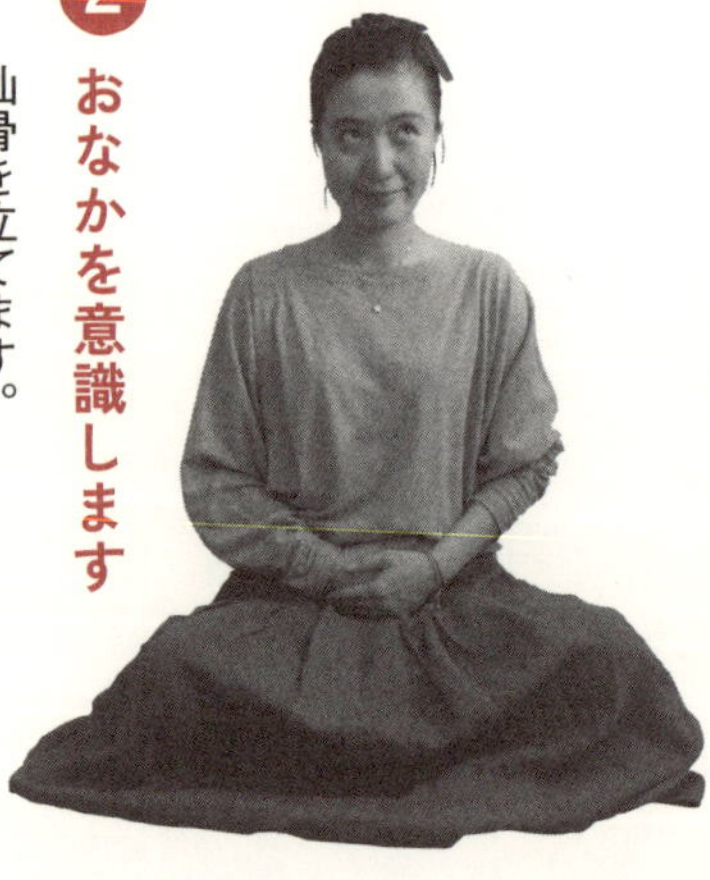

人間の命を支えるおおもとが呼吸です。呼吸は「吐いて、すう」が基本です。この基本の呼吸を習慣にすると、健康になり、自律神経が整います。潜在意識のお掃除になります。

③ 丹田を意識します

(1) ゆっくりの呼吸

仙骨を立てます。肩の力を抜きます。
丹田に意識を向けます。
丹田はへそ下三寸（約9センチ）です。
呼吸は鼻で行います。
息を吐きながら、
丹田をうしろに引き寄せます。
吐いたら、力を抜きます。
自分のペースで気持ちよく繰り返します。

(2) 速い呼吸

はじめはゆっくり、
じょじょに速い呼吸を行います。
丹田は生命エネルギーの
集散場所です。
丹田を意識してものごとに
動じないこころを養います。

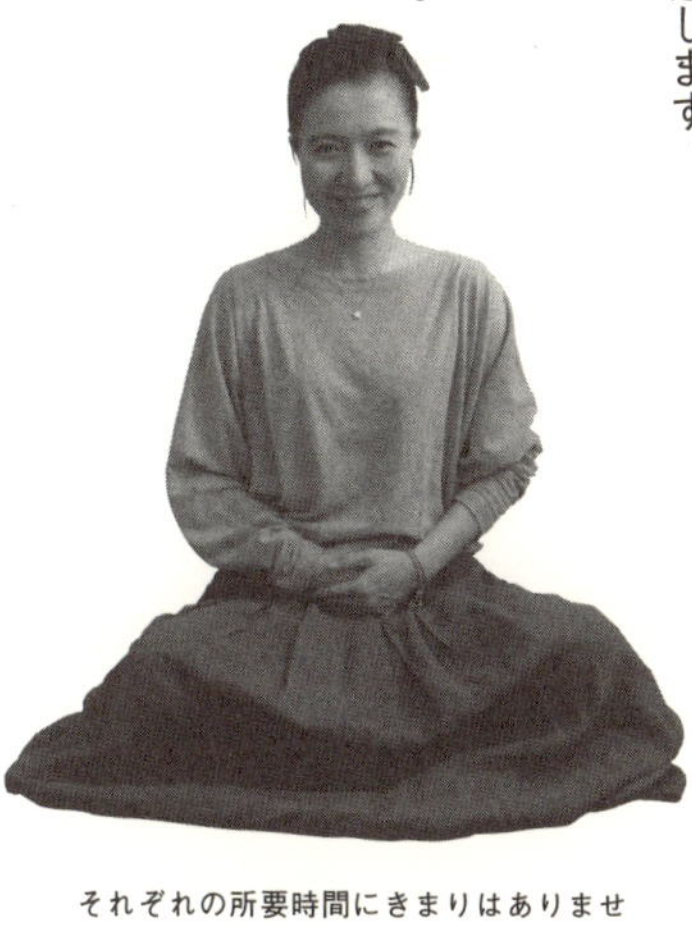

それぞれの所要時間にきまりはありません。自分が気持ちがいいと思う範囲で続けてください。だいたい、1分くらいでしょう。椅子に座ってやってもよいです。

ポイント

仙骨を立てます

姿勢を正すことは呼吸の基本です。仙骨はおしりの真ん中にある逆三角形の骨です。ここをぐっと立てます。後頭部、肩、背中、おしりまでまっすぐ一直線になるのがよいです。

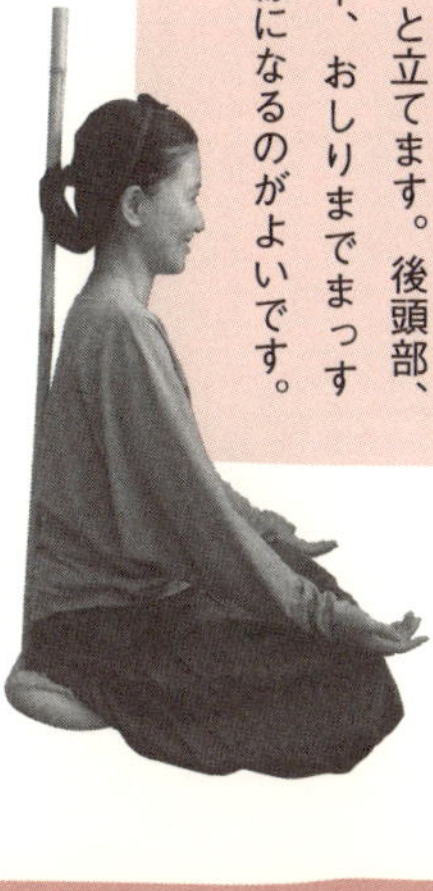

【モデル】服部みれい（P88～93）

ごぶさたガールのための
恋愛呼吸

男がほしい!

1日目

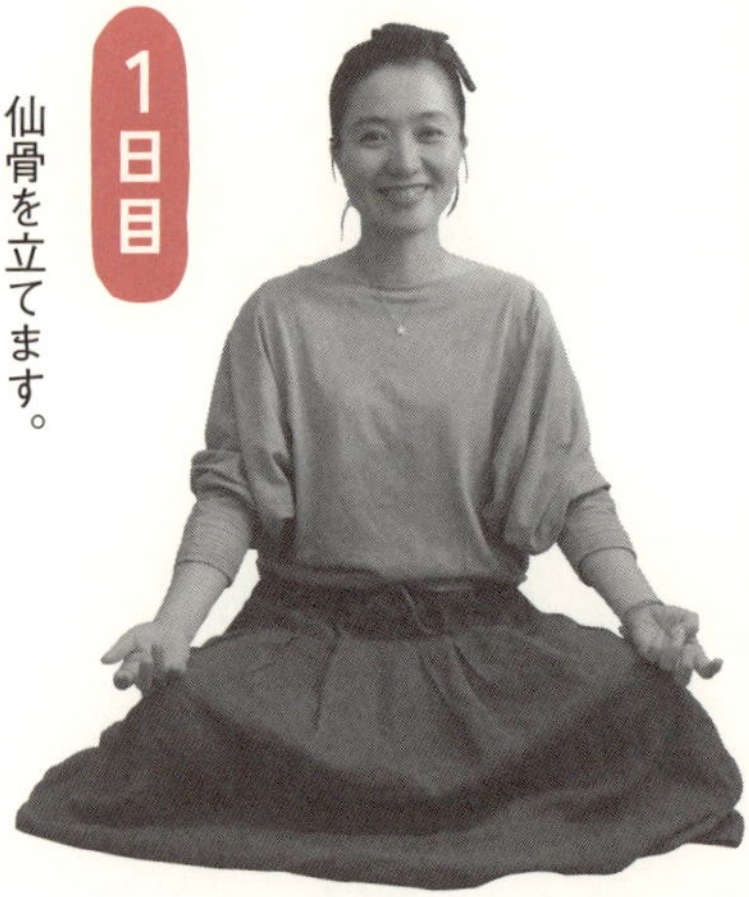

仙骨を立てます。
姿勢を整えます。
肩の力を抜きます。
意識は丹田。
息を吐きながら、「男がほしい」と
声に出していいます。
気持ちよく繰り返します。
眉間にしわを寄せたりしません。
たのしく、わくわくしながら、
いいましょう。
すてきな男性が浮かんできたら、
しめたものです。

男ができた!

2日目

仙骨を立てます。
姿勢を整えます。
肩の力を抜きます。
意識は丹田。
息を吐きながら、「男がほしい!」。
息をすいながら、「男ができた!」。
交互に声に出していいます。
気持ちよく繰り返します。
笑顔で、楽しくいいましょう。
男性が浮かんできましたか?
彼は1日目と同じ人?
違う人? リアルな彼も
すぐそこです!

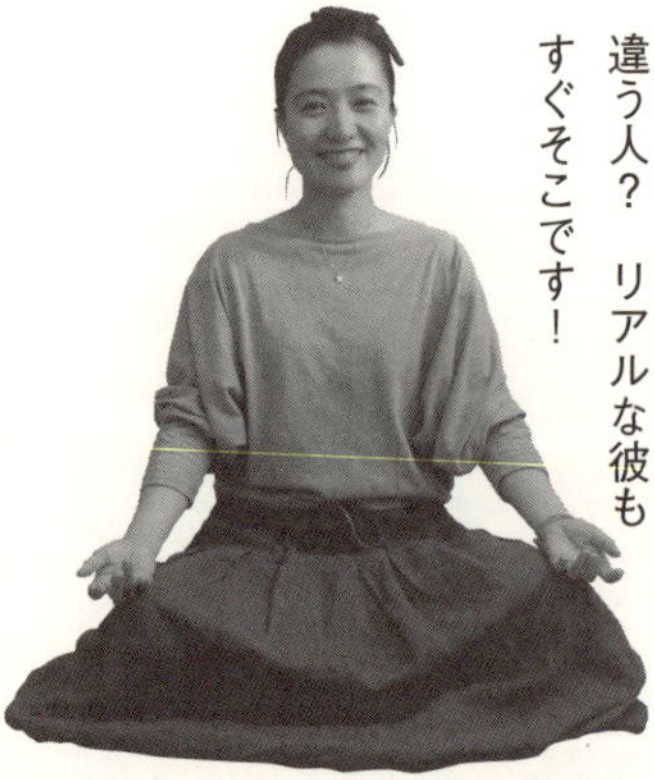

呼吸をしながら「男がほしい!」「男ができた!」といいずらい人は、まず、ゆっくりといってみましょう。自分の呼吸のペースに合わせていえばオッケーです。

潜在意識をきれいにして、恋人を呼び寄せる呼吸法です。
基本の呼吸のあとに行います。

3日目

仙骨を立てます。
姿勢を整えます。
肩の力を抜きます。
意識は丹田。
息を吐きながら、
「男ができた、最高！」と
声に出していいます。
気持ちよく繰り返します。
たのしくなってきませんか。
笑顔をキープしていいましょう。
浮かんできた男性と
何をしていましたか？
楽しい情景が浮かんできたら、
その気持ちのよいイメージを
実生活でも大事にします。

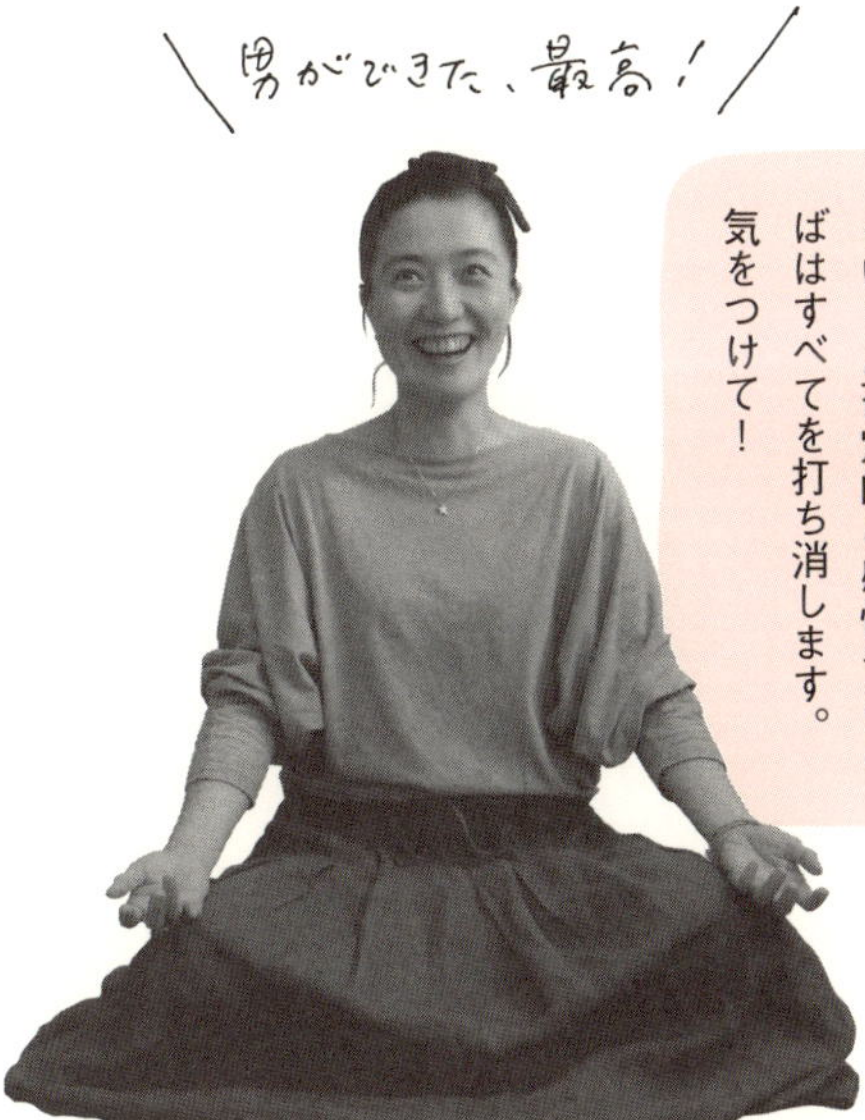

ポイント
素直に行いましょう
素直に行います。
「どうせダメ」「できっこない」
といった否定的な感情やこと
ばはすべてを打ち消します。
気をつけて！

ごぶさたガールのための
妄想呼吸

デート相手は好きな人、ふと浮かんだ人でもオッケー。
憧れのスターを想定してもよいでしょう。
わくわくを体感することが大切です。

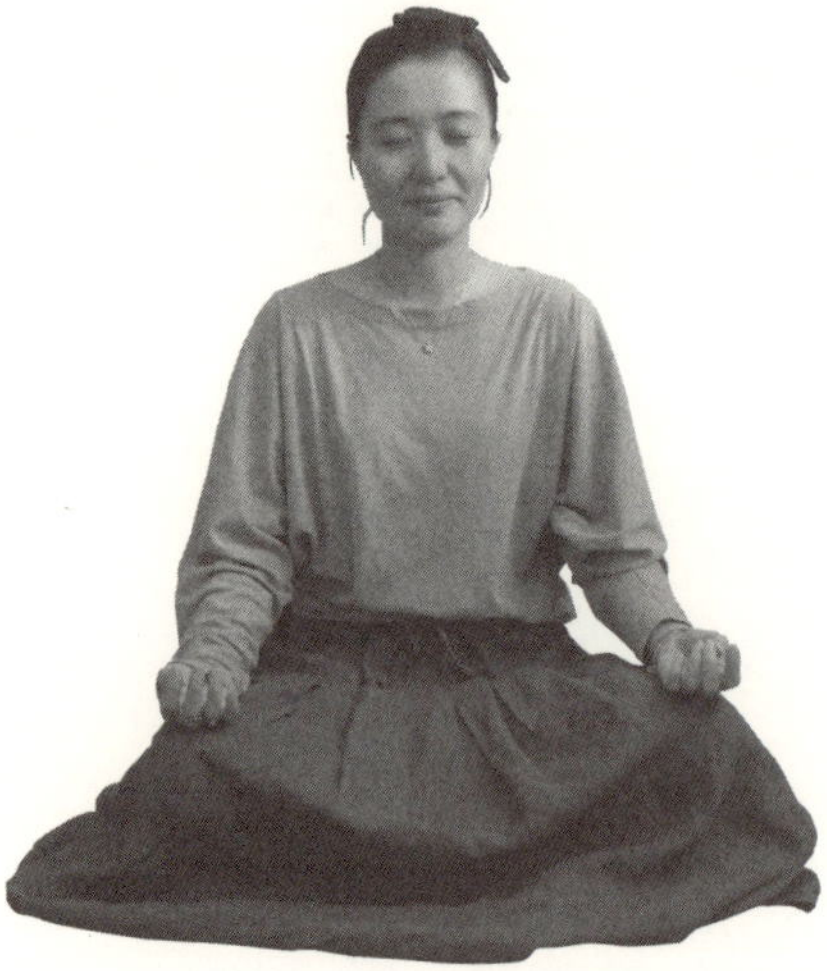

基本の呼吸をやったあとに行います。
湘南編をご紹介します。
目を閉じて、夕暮れをイメージしながら
妄想するのがおすすめです。

行ってみたい憧れのデートを妄想して、
こころにイメージを焼き付けます。

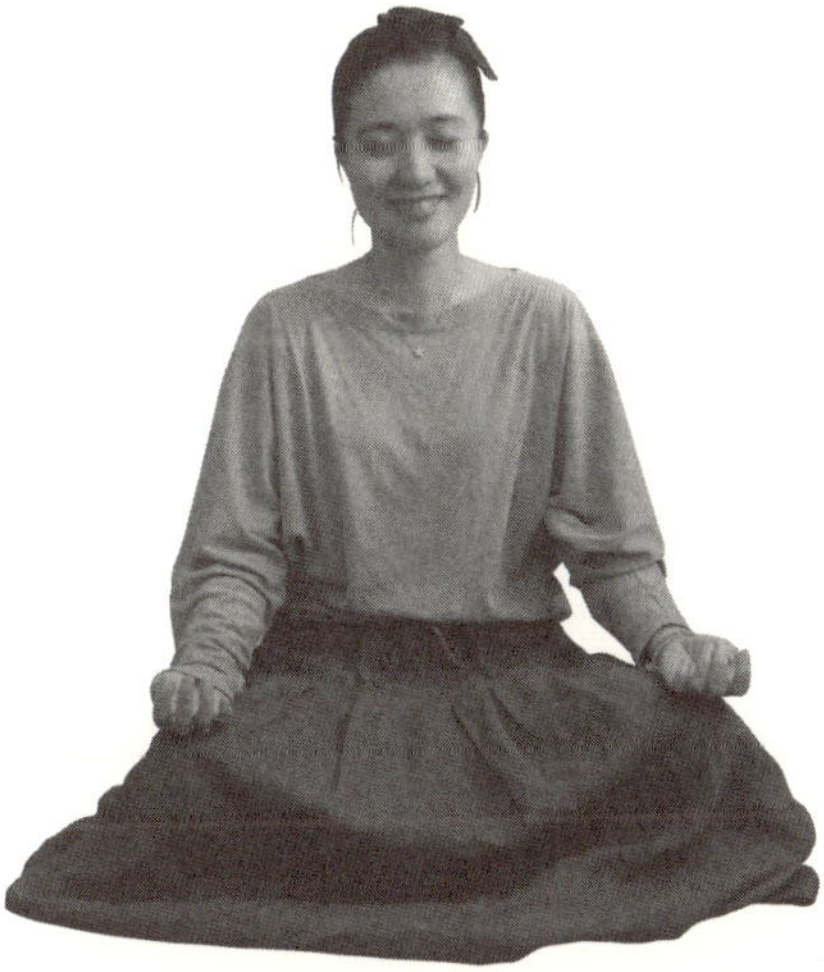

今日は湘南にデートに行きます……。
彼が運転しています……。
江の島の近くまで来ました……。
夕日がふたりを照らします……。
車を止めて、カフェ「エーゲ海」に
入ります……。
白いテーブル、白い椅子。
彼はジンジャエールを頼みます。
あなたは、レモネードを頼みます……。
互いに見つめ合って……。
手と手をとり合って……。
微笑み合います……。

これは一例です。自由に妄想を繰り広げましょう。ディズニーランドやスカイツリー、好きなデートコースをたのしみましょう。

後篇 わたし、結婚します！

恋愛呼吸から約2週間後

この恋愛呼吸を行ったあとに、あれよあれよという間に、出合いがあり、結婚が決まりました。ここまできて書くのも何ですが、これは、ただの偶然かもしれません。いや、でも、事実は事実だし、わたしはやっぱり、加藤俊朗先生に「アンタ結婚できるよ」っていわれたことや、呼吸法を続けてきたことと、無関係ではないとあらためて、この時のトークを読んで感じます。何よりこころの向きが、呼吸法を実践して変わったことはまぎれもない事実です。

恋愛呼吸を実践するうえでのちょっとしたコツ、こころのもち方、そして恋愛、結婚のこと、たっぷりお話ししました。何かちいさなことでも、みなさんへのヒントになったらうれしいです。（みれい）

ごぶさたガール、卒業しました

加藤 それにしても、早かったね。

みれい はい。先生のおかげです。結婚します。ごぶさたを卒業しました（笑）。

加藤 おめでとう。自分ではどのあたりから手ごたえを感じていたんですか？ これは結婚するぞって。

みれい えっと……。おおもとのおおもとから話していいですか？

加藤 もちろん。

みれい おおもとを辿っていけば、去年の夏、加藤先生に、「あなたの本業は何ですか」っていうメールをいただいたのが事のはじまりで……。

加藤 そんなことあったかねー。

みれい あれが最初の転換期だったと思う。先生からメールをいただいて、はじめは、「わたしは編集者ですが、たまに文筆家です。でも最近

結婚します……福太郎さんとわたしは、2013年3月に入籍して、4月末に挙式しました。わたしがひとりっ子ということで、兄弟のいる福太郎さんが服部家に入ってくれました。（みれい）

は文筆家がメインで編集者があとかな」という文章をだらだらと書いたんです。でも、これでは先生は「アンタ、何いってるかわかんない」っていうだろうなあ、潔くないなあと思って……。それで意を決して「文筆家です」とだけ書いて送ったんです。

加藤 覚えてる。

みれい あのメールを送ってから、わたし、変わったんです。はっきりいって文筆家といっても、当時は週に数時間しか書く時間がない状態だったんですよ。本の依頼はたくさんあって、わたしも書きたいのに、雑誌の編集や会社の経営の仕事で手いっぱいで。自分の中がぐちゃぐちゃだったんです。そういうわけで、文筆家として立つために、まず会社をしっかり機能させようっていう気合が出てきたの。わたしがぐちゃぐちゃだから、会社自体も中途半端な状態で……。そういうわけで、まず、会社を立て直そうと、あらゆることをしました。

加藤 まず、何から手をつけたんですか？

みれい　**就業時間を変えて、残業をなくしました。**最初、終業時間を7時にしました。今6時半です。

加藤　いい決断だった。みれいさんのいいところは、素直なんだよ。

みれい　先生にほんと感謝してます。

加藤　何か変化があった？

今6時半です。
現在、服部事務所の就業時間は、8時半から17時半です。（みれい）
（平成25年6月25日現在）

残業やめたら、モテだした!?

みれい　残業をしない生活になったら、なんだか男性からごはん食べに行こうとか誘いのメールや電話がくるようになったんですよ。ほんと、すっかりごぶさただったのに(笑)。それもわたしから残業がなくなったアピールをしたわけじゃなくて、勝手に向こうから連絡がくるようになって。

加藤　もともと、モテるんでしょ(笑)。いつもセンスのいいかっこうしているし、若い男が寄ってきそうだと思ってた(笑)。

みれい　いやいや……。でも、呼吸法をはじめてから本当に不思議なぐらい、男性からのお誘いが増えて。ある日先生に、呼吸法はじめたら男の人にモテはじめた気がするっていったら、先生が、「いや、アンタ顔も悪くないんだし、結婚できるよ」っていってくださって(笑)。

加藤 そうだったかも（笑）。

みれい その時のわたしにはあまりに唐突で、思ってもみないことだったんですけどね。

加藤 ごぶさただったしね。

みれい そうそう（笑）。わたしはもう半ば結婚は諦めていたんです。一度離婚してるし、その後の恋愛もうまくいかないことが多かったから。一方、仕事は本当におかげさまでたのしくて、「わたしはこの仕事に満足して感謝して生きていこう。あれもこれも望むのはやめよう」ってどこかで思っていたんです。いろいろなアフォメーションをしている中に、男性のことも入れていたのですが、なぜか恋愛のことだけぜんぜん叶わなくて。で、もう一生ひとりで仕事していくのかなあって。そこに先生から「いやいや、アンタ結婚できるよ」っていわれて、**自分の中のチャンネルが突然ぐっと結婚に向いた。**自分で思っているより、潜在意識では、やっぱりパートナーをほしいと思っていたんでしょうね。

加藤 そうか（笑）。

みれい そう！　ああ来年結婚か！　って思ったら、なんかパーッとまわりが明るくなって、気が楽になって。

加藤 よかったね。

みれい で、その秋のこと、うちの会社の大学生のバイトさんが、勉強の都合で、急遽辞めなくちゃいけなくなったんです。ちょうど同時期に青山ブックセンターで「編集ゼミ」という講座をスタートしたばかりだったんですけど、そこで、「うちにバイトに来てくれる人いませんか」って募集したんです。その時に手を挙げてくれたのが、のちに夫になる福太郎さんだった。彼は仕事も辞めていて、すぐ来てくれる、すぐ手伝いたいっていってくれた。面接でうちの雑誌の仕事のこともすごーく熱く語ってくれたんです。

加藤 なるほどね。でもあなた、夏くらいから、本当にモテてたじゃない。ぼくはね、本当のことというと、男性がいろいろいい寄ってきたら、ひるむんじゃないかなって思ってたの。

編集ゼミ
服部みれいが講師になった、自分でメディアを企画・編集したい人のための編集講座。青山ブックスクールで、2012年9〜12月に10回にわたって行われた。

みれい　えっ!?　そうなんですか?(笑)　先生、わたしにひとりずつ、全員「味見しろ」っていったくせに!(笑)

加藤　やってみないとわかんないから(笑)。

みれい　味見しろっていわれても体力もたないですよっていってたんですよね(笑)。でも、中には次はどこそこでディナーとか、次はあそこでデートしようとか、具体的な話も多かったんです。

編集　その男性は、前に話してたグラスのジャック　ダニエルを指でかき回す人ですか?

みれい　違う、違う。あの人はわたしのこと誘ってない。あの人とはまた別の人。

編集　服部さんの家に入りたいといった人とも違う?

みれい　その頃不思議なことに何人かの人からそんなことをいわれてたんですよね……シンクロするのかしら。

加藤　ほんと、その頃いっぱいいいたんだよね。ぼくは報告を受けていたんです(笑)。

みれい　いや、その前の数年間にはありえないくらい、いっぱいあらわれたんですよ、本当に。すごいスピードで結婚が決まったから、彼に最初から目をつけてたんじゃないかっていう人もいるけど、候補の方は何人かいて、福太郎さんのことをまあ悪くは思ってないけど、最初から男性として意識していたわけではないんです。でも今となっては潜在意識では、もうお互い惹かれてたのかなあと思います。でも、一番最後にあらわれた福太郎さんがそれまでいた男性を追い抜いたの、ダダダダーッて！

加藤　迷わずいったのが、福ちゃんだったね。

みれい　はい。自分でもすごいと思う。ここ2週間で、あっという間に結婚が決まったから。

編集　その前後のことを少し詳しく教えてください。

妄想呼吸法!?

みれい 思い出すのは、(2012年)10月15日の月曜日。お料理の撮影の日だったのだけど、朝、何だかすっごく気分よく目覚めたんです。先生の呼吸をはじめてから、睡眠の質もよくなったのかな……。日中、事務所でお料理の撮影をしながら、ベランダから明治神宮に向かって、**「わたしは経営者兼パートナーを求めていまーす!よろしくお願いしまーす!」ってものすごく大きな声で宣言したの。**それを聞いていたスタッフさんたちは爆笑で、「みれいさん、大丈夫?」とかいって(笑)。

加藤 声に出して宣言したというの、いいね。

みれい その同じ週の木曜日(10月18日)に先生と恋愛呼吸をやって、その翌日の金曜日(10月19日)に福太郎さんが入社した。

編集 ほんと、あっという間。ほかにいつもと違うことをしたりは?

みれい　この恋愛呼吸をやる2週間前にも恋愛呼吸の準備みたいなことをやっていて……。ひとしきりいつもの呼吸をしたあとに、先生が湘南へ架空のドライブデートにナビゲートしてくれましたよね。とにかく、架空でもいいから「デートをしてわくわくした感じ」を体験するのが大事だって。

編集　へええ。先生、さわりだけでもやってみてくださいませんか。

加藤　いいよ。基本の呼吸をやったあとだよ。吐いて、潜在意識をきれいにしたあとね。はじめるよ。じゃー、目を閉じて。

「今日は湘南にデートに行きます……。彼が運転しています……。江の島の近くまで来ました……。車を止めて、カフェ『エーゲ海』に入ります……。白いテーブル、白い椅子。彼はジンジャエールを頼みます。あなたは、レモネードを頼みます……。見つめ合って……」。はい、目を開けて。まあ、こんな感じ。(92〜93ページ)

みれい　**ずばり、妄想呼吸法(笑)。**でも、これがいいの！　たのしかったんです！　残念だったのは、カフェ「エーゲ海」でジュースを頼んだところでレッスンタイムが終わっちゃったこと（笑）。

加藤　その時にもう、福ちゃんのことが浮かんでたんじゃないの？

みれい　いや、その時は誰のことも思い浮かばなかったんです。しかたないから、元カレとかで妄想してたけど、なんか彼じゃないよなあと、こころのすみで苦々しく思いながらやってました。

加藤　そうか。いずれにせよ、**デートをイメージしてわくわくするのは、恋愛呼吸の前準備としていいよ、とっても。**

みれい　そういうことが久しくなかったから、新鮮だったんですよねー。想像の中でも、しあわせな恋愛を思い出すのは、とってもすてきだなと思ったの。また先生が誘い上手で!!

加藤　この妄想デートには、ディズニーランド編とか、銀座編とかいろいろあるんだよ。行きたいところを想像してやればいいんだよ。

みれい　そういえば、先生、福太郎さんが入社して1週間後くらいに偶然、ふたりで湘南にも行ったんですよ！　どれほど潜在意識にコントロールされてるかって感じ（笑）。

恋愛呼吸で彼の顔が浮かんだ

加藤 こころは、これからどうなるか知ってるってことだよ。

みれい 本当ですね。

加藤 恋愛呼吸をして、彼の顔が浮かんだときはどう思ったの？

みれい そうそう、1日目と3日目に出てきたんです。正直、びっくりした。でも、その時は彼そのものというより、福太郎さんみたいなタイプの人があらわれるのかなあぐらいに思ってたんです。あまり現実的じゃなかったというか。

加藤 でも、現実だった（笑）。

みれい はい。だって、わたしと彼は世間的にいえば、社長とアルバイトさんの関係だから、考えましたよ。

加藤 本来はタブーだよ。

みれい そう！ 社長が手を出したって話ですから。まだ編集ゼミも続い

1日目と3日目
ちなみに2日目はジャックダニエルさん（102ページ）でした。
（みれい）

ていたから教師と生徒でもあったし。だからお互いの気持ちがわかった日に彼にすぐにいったんです。「これは何もなかったことにするか、結婚するか、どちらかしかわたしにはない。ごめんね」って。

加藤 うまいねえ(笑)。殺し文句だよ、それ。

みれい そうですか(笑)?

加藤 それはもう、イヤだといえないよ。

腹の据わった恋愛

みれい お互いが好意をもってるとわかった時点で、ほかにもスタッフがいるし、黙って付き合ってもうまくいかないと思って。会社もふたりの関係もうまくいかないと思ったの。

加藤 それはそうだ。

みれい で、どちらかに決めないといけないと思ったんです。何もないか、夫婦になるか。結婚すれば、夫婦で事務所を経営していくってことができるから。もう一か八かですよ。でも、わたしの中ではどちらでもよかった。そのへん、自分でも驚くほど気持ちが落ち着いていました。わたしの中では、中間の恋人という選択肢はないとはっきりしてたんです。そういう話をしたら、福太郎さん、その日だったか、翌日だったかに「結婚します。結婚しましょう」って……。「ぼくにとって、（伴侶になる人は）みれいさんしかいないと思う」っていってくれた。

加藤　いいね～(笑)。なかなかいえないことばだよ。

みれい　はい……。恥ずかしいなあ(笑)。でも、ハイ、それで決まったんです。結婚しようって。

加藤　いいじゃない。お盆、正月、誕生日、全部いっぺんにきたみたい(笑)。

みれい　そうそう、一気に(笑)。

加藤　なかなかないよ。

編集　彼の気持ちを聞くときに、怖いなあとか思わなかったですか?

みれい　わたし、その時は腹が決まってたんです。そこでは自分が揺れなかったなあ。これって呼吸の賜物ですよね、きっと。

加藤　**呼吸の成果で腹が決まってた。**

みれい　決まってました(笑)。仕事も大切でしたしね。あと、先生が自分が好きな男よりも、自分を好きになってくれた人にすべてを捧げなさいっておっしゃったことも、こころをオープンにするのにすごく効きました。

加藤 そのほうがしあわせになれるからね。

みれい **自分が好きな人じゃなくて、好きになってくれた人に全部捧げようと思う腹づもりがしっかりできていたんです。**だからもう、へんなこころの揺れもなくて。もちろんわたしも好きだったのですが、それでダメならそれぐらいの縁だし、来てくれるなら来てくれるし、と思えましたね。

信じる気持ちがすべて

みれい　でも、ほんとに驚くのは、わたしは恋愛呼吸は一度やっただけだし、ふだん呼吸法は半身浴中や、ちょっと落ち着きたいときにやってみたりする程度だったんです。先生のレッスンは週1回受けてますけど、めちゃくちゃ熱心にやっていたわけじゃなくて。

加藤　**一番のポイントは信じること。**恋愛呼吸は、1回でいける人はいける。あなた自身が生き証人じゃない(笑)。

みれい　ほんと、そうです。妄想デートの呼吸をして、2週間後にあの恋愛呼吸のレッスンをして、「男ができる」がスーーッとこころの奥に入った。

加藤　確かに、スーーッと入る人と、入らない人はいるよ。潜在意識が汚れてると入らない。

みれい　わたしが早かったのは、それまで呼吸のレッスンを受けていてずっと潜在意識のお掃除をしていたのもあると思います。すでに、自分のこころの方向性が変わってたから、入りやすかったということもあるのかも。

加藤　**一心に集中することができれば、何事も一発でできるということ。**潜在意識に入るかどうかだけだから。

みれい　わたしの場合は、潜在意識にぼこんと入ったんでしょうね。恋愛呼吸を体験したとき、不思議なんだけど、今までに体験したこともないような気持ちになったんですよ。恋愛だけじゃなくて、自分は何でもできる潜在能力があるってことがほんの一瞬だったけど感じられたんです。その時、ただただ、ものすごく心地よくて、もうホント、感謝の気持ちでいっぱいになった。

加藤　人はみんな、生まれながらにして完全な存在なんだよ。こういうのを信じる、信じないはあるかもしれないけど。自然の摂理と同じなんだから。

みれい　わたし、『あたらしい東京日記』という本に、同じこと書いてるん

『あたらしい東京日記』
服部みれいの8冊目の著書。大和書房刊。東京・原宿で、ホリスティックな暮らしにトライしている著者のリアルな日常が描かれた一冊。

ですよ、実は。キリスト教のことも知っていたけれど、ある日お茶を飲んでたときに、**この世の中にいる人は、神様からひとり残らず全員愛されてるって、ふっとわかった瞬間があったの。だから誰も何も心配することないって。**それのさらに濃密な体験を恋愛呼吸のレッスンの時間に体験した。わたしは何でもできる、何でもやれるって。へんにいきがったり天狗になったりしてるわけじゃなくて、すごく安心感があって、すばらしい、開けたような気持ちになったんですよね。呼吸をやるとそういう境地にいけるってことじゃないかな。

加藤 今回、みれいさんの場合は結婚だけど、いろいろなことにこれは活用できるんです。病気がよくなるとか、倒産寸前の会社の再生とか。

みれい わかります。

加藤 病気のことをいうと、病気というのはひとつのお試しです。**病気は、自分がなぜ病気になったかということに気づくレッスン。**

考え方や行いが悪いから病気になる。そこを改めなさい、生まれ変わるチャンスだよってことに気づけば、誰でも健康になれるの。

みれい　本当にそうですね。もし恋愛呼吸がなかなかうまくいかなかったとしても、呼吸法をたくさんやって、息をしっかり吐くというのを続けるのみ、と思います。そうやって無心で続けていると、変わる瞬間が、必ずくると思いますね。

過去の恋愛の話

みれい　今回、おかげさまでごぶさたを解消できたわけですけれど(笑)、名誉のためにいっておくと、若いうちはそれなりに恋人もいたんですよ。

加藤　そうだろうね。

みれい　わたし、どちらかといえば、出合った人とは結婚しようと思うというか、真剣にお付き合いもするし、セックスをイヤだなあと思ったこともない。割と順風満帆に来たんです。でも、なぜか30代途中から恋愛があんまり長続きしなくなったんです。

加藤　はじめての結婚はいつしたんですか。

みれい　30代の前半です。

加藤　自分に起こることは、カルマというのが前提にあるわけだけど、あなたはその過程を経験する必要があったんだよ。

みれい　はい。今はすごく貴重な経験ができたと思って感謝しています。でも、何しろわたしが中途半端でした。してもらうことばかり考えていたというか。自分をもっと捧げて、相手に何かをしてあげることが大切だった。結婚というものを根本のところでわかっていませんでした。

加藤　夫婦の場合、片方だけの責任ということは、まずないと思うんです。夫婦はふたりでひとつのあたらしい共同体をつくっていくわけだけど、そのためにはあなたも夫も、本来は本当の意味で自立していないといけないと思うんですよ。そのへんは？

みれい　うーん。やっぱり当時は自分というものが確立してなくて、どこか人に頼るような気持ちが、強かったと思います。夫だった人のことを助けたいって気持ちはとっても強かったんですけど……。

加藤　何がうまくいかなかったの？

みれい　うーん。わたしが子どもだったとしかいいようがないです。「覚悟」みたいなものが希薄だったというか。依存心が強かった。

加藤　実際、結婚はどれくらい続いたんですか？

みれい　2年くらいです。ダメダメな結婚生活でした。妻、失格。

加藤　ダメダメじゃないと思うよ。そういう考え方はしないの。本当に呼吸を身につけていくとわかるけど、**考え方の基本として、自分を責めない。すべて自分が成長するための、ひとつの体験なんだと捉えていけばいい。**

みれい　そうですね……。

加藤　これはけっこう大事なところなんです。**呼吸というのは、こころをきれいにして考え方をよくする働きです。**その第1段階として、自分に起こったことは、いいことも悪いことも、本当はいい悪いではなしに、必要なことなんだと受けとめる。自分の魂を浄化して、人間的な質をよくするものなの。

みれい　わかりました。すべて必然ですね。

仕事に生きていた、わたし

加藤 じゃあ、『マーマーマガジン』は離婚後にできたんですか。

みれい はい。わたしが本当にやりたかったことを思いきってやろうと思いました。それが『マーマーマガジン』です。

加藤 本当にやりたかったことっていうのは？

みれい ひと言でいうと、**女性の意識が変わるような仕事です。** 山田真さんという小児科の先生が「育児は子どもが生まれる20年前からはじまってる」とおっしゃっていて。つまり、女性の精神はそんなに急にできあがるわけじゃない。だから、わたしは子どもを産む女性の精神や意識があたらしいものになっていくような本をつくりたいと思ったの。

加藤 ママになる人を応援したいってこと？

みれい はい。ママと未来のママ。仕事の中でママを発揮していく人たち。

山田真
小児科医。服部みれいと同じ岐阜県の出身。1941年生まれ。東京大学医学部卒業。八王子中央診療所所長。雑誌『ちいさい・おおきい・よわい・つよい』編集代表。著書に『育育児典』（毛利子来と共著、岩波書店）、『はじめてであう小児科の本』（福音館書店）、『闘う小児科医――ワハハ先生の青春』（ジャパンマシニスト）など。

ひいては女性すべてのですけれど。

加藤 意識が高まるということを具体的にいうと？

みれい 自分という乗り物のハンドルを自分で握ることですね。誰かの考えや社会の思い込みとかにハンドルを握らせるのではなくて。自分の本心を探って、本来の自分に気づくということかな。自分の美しさに気づいて、自分を自分で生かす道を知って、磨き続けていけるような状態。

加藤 立派な考えだね。

みれい ありがとうございます（笑）。

加藤 『マーマーマガジン』では冷えとりが人気と聞いたのだけど、冷えとりをやるきっかけは？

みれい 冷えとりは、もともと高校生の頃から知ってたんです。母がやっていて。でも、自分でやったのは『マーマーマガジン』を立ち上げる頃です。わたし子どもの頃からからだが弱くて。20代後半で肺を悪くしたこともありました。

冷えとり
冷えとり健康法の略語。小牧市民病院の副院長をやっていた進藤義晴が提唱した民間療法で、からだの冷えをとることで病気の改善・予防ができるというもの。冷えとりの原則は冷えをつくらないこと、そのためには常に頭寒足熱の状態にしておく。方法として、以下の3つがある。①半身浴、②靴下の重ね履き、③少食。服部みれいからのおすすめの本は、『新版 万病を治す冷えとり健康法』（進藤義晴著、農山漁村文化協会）、『ナチュリラ別冊 冷えとりガールのスタイルブック』（主婦と生活社）。

加藤　若くて肺が悪い人は……、セックスしたがるって噂だよ（笑）。

みれい　エッ！　そうなんですか。なぜですか。

加藤　**呼吸は肺でするから、生きる本能とつながってるんです。**本能だからぜんぜん恥ずかしいことじゃない。風邪引いたときセックスしたくなる感じ、わかる？

みれい　あ――。

加藤　からだが弱って、休めばいいのにセックスしたがるんだよ。

みれい　美保純さんの映画『ピンクのカーテン』にもそういう場面がありました。ひや～、そういうメカニズムがあるんですね……。

加藤　人間の内側にはそういう秘められた部分があるんです。病気をしたりすると、人間の本能的な感情の表裏が微妙にあらわれるわけ。

みれい　へ～っ、おもしろい。

加藤　肺が弱いんだったら、なおさら呼吸をしっかりやったほうがいい。**生きるためには肺と心臓が大事です。**

みれい　確かに。

『ピンクのカーテン』
1982年公開の成人映画。上垣保朗監督。実の兄と妹の許されない関係を、哀感を交えながらコミカルに描いたロマンポルノ。屈託のないキュートなヒロインを演じた美保純が、一躍スターとなった。

加藤　『マーマーマガジン』を立ち上げるときは体調はどうだったの？

みれい　しばらく体調が悪かったです。重い大腸の病気にはじめてなったのもその頃です。その時、冷えとりをやってみた。そうしたら、すっごく体調がよくなったんですよね。もう、これはすばらしいと思って、創刊号から紹介したんです。

加藤　なるほど。それで仕事に邁進してごぶさたになっていったと（笑）。

みれい　離婚したあと、ボーイフレンドがいた時期もあるんですよ（笑）。でも、ここ数年はごぶさたでした。あらためて思うと、離婚当時は自分をずいぶん責めていたんです。一生添い遂げたいと思って結婚したのは本当だし。離婚して、いざ自分で雑誌を立ち上げるとなったとき、その強いエネルギーが仕事に向かわせましたね。「今は、仕事に生きよう、それしかない」って感じだった。よい仕事をすれば、離婚によって傷つけた人たち、傷ついたこと、そういったことも少しはやわらげられるかもしれないという思いもあって、余計に仕事にのめり込んだんです。

ひとりで寝るのは、もうイヤだ

加藤 それによってひとつの大きな願望を達成できたともいえるよね。

みれい そうですね。わたしが生きるエネルギーを『マーマーマガジン』に注ぎました。そうでないとゼロから何かを生み出すことができなかったと思います。

加藤 仕事に夢中のときは、まったく男性に目が向くことはなかったの？

みれい それは……。ひとりで仕事して、ひとりで帰って、ひとりで寝るのは、やっぱりつまんないなあって思うこともありましたよ。

加藤 本心では男を求めてた(笑)。

みれい たぶん(笑)。でも、「男はいらない、仕事に生きる自分」というのを1回構築すると、それはそれで楽に生きられるというか。形をつくって生きるのって、ある意味簡単なんですよね。それに、仕事を本気でがんばって、しかも成功している女性は弱音が吐きづらくなっていく。それで、男がいなくてさみしいってますますいえなくなる。かっこ悪いし、恥ずかしさもあるし。

加藤　そうかもね。

みれい　まあぶっちゃけたいい方すれば、あーもう、ひとりで寝るのはイヤだな、このまま一生セックスしない人生はつまらないなあと思っていました(笑)。とはいえ、セックスだけの関係っていうのは魅力的に思えないですし。そうなると、ちゃんとしたパートナーをってことになるわけです。

加藤　それで、呼吸をしたと(笑)。

みれい　はい。ほんっとに、呼吸やったら、男性が寄ってきて……。あ、先生、ひとつ質問していいですか？

加藤　いいよ。

みれい　なんで、息を吐くと潜在意識がきれいになるんですか？

加藤　**吐くというのは、捨てることなんだよ。**息をすうというのは、集めること。人間は生まれてくるとき、手を握って生まれてくるといわれています。その指を一本一本開く感じ。開くっていうのは、自分の欲を捨てていくことなの。厳密には欲だけじゃないんだけど。

みれい へええ。それは何かの教えなのですか。

加藤 ブッダの「八聖道」の精神を実行していくこと。一番最初は、自分がほしいものを手放す、捨てることなの。それが息を吐くっていうことでできる。潜在意識の中には過去の情報や知識がいっぱい入ってることは、もうわかってるよね。それを吐いて捨てていく。

みれい 息を吐くと嫌な情報は外に出ていくということですか？　ということは、たくさん息を吐いたほうがいいということ？

加藤 そう。**出せば入るというのは、自然界の法則のひとつ。**たとえば、やまびこです。「ヤッホー」といったら「ヤッホー」です(笑)。息は5吐いたら、5入ってきます。5吐いて4だと苦しくなるでしょ。5吐いて6だと破裂するってこと。

みれい なるほど。

「八聖道」
仏陀が最初に説いた仏教の基本的な教え。悟りに至るための8つの正しい行いを示す。①正見（正しいものの見方）、②正思惟（正しい思考）、③正語（いつわりのない言葉）、④正業（正しい行為）、⑤正命（正しい職業）、⑥正精進（正しい努力）、⑦正念（正しい集中力）、⑧正定（正しい精神統一）の8つをいう。

結婚までのスピードが速かったわけ

加藤　息を吐いて、余計なものが出たときに本当にその人にとって必要なものが入ってくるの。

みれい　先生、今回のわたしのケースですが、どうしてこんなにスピードが速かったんだと思いますか？

加藤　みれいさんが素直にやったっていうことだね。**素直という字には、すんなり実現する、という意味が含まれているんですよ（笑）。**「人はみんな神の子」です。神は完璧です。神の子も完璧です。

みれい　本当にそうなんですよね。誰ひとり残らず……。でも、なかなか受け入れない人もいますよね。

加藤　わかるのに時間がかかる人もいるんですよ。そういう自然界の法則、宇宙の真理に対して反応できないというのは、基本的にここのずれがあると思います。最初に頭で理解しようとするからわからなくなるんじゃないかな。

みれい 息を吐くと潜在意識がきれいになるということをなかなか実感できない人もいますよね。そういう人はどうしたらいいですか。

加藤 **素直に息を吐くだけ。** ほかに方法なんてないよ。

みれい わかりました。わたしの結婚しかり、多くの人からしたら、「まさか」と思うかもしれないことが呼吸法をやって起こってるんですものね。

加藤 「まさか」と思うようなことを信じることができれば、誰でもできる。ただし一点の汚れもあってはいけない。ちょっとでも疑ったら、それはご破算だから。そこに、こころのエネルギーの使い方の落とし穴がある。

みれい こころから、本当（強調！）に思うっていうことが大事かも。わたし、ほんっとに思った。本当ー、に来年結婚するって思ったんですよね。相手がいないうちから「する、する」ってよく人にいっていましたし。

本心良心

加藤　「本当に思う」、ただそれだけなんだよ。思うことしかならないんだから。こころの中に「結婚する」っていう種をまいたわけよ。それで芽が出て、実がなった。**つまりね、息を吐いてこころをきれいにすると、その人の本心良心が出てきて、しあわせなほうにいくの。**

みれい　本心良心！　いいことば！　迷うことがなくなるというか、すっと決断できるようになるということですね。

加藤　それが呼吸のすごさ。ただし息をすってばかりいると元に戻っちゃう。

みれい　戻っちゃうとは？

加藤　潜在意識に入った汚れたこころ、「うじうじ」「ぐちゃぐちゃ」した元の悪い自分に戻ることです。

みれい　自分の意識の中で、潜在意識は9割をしめるんですものね。

加藤　**潜在意識が自分の人生を決めてるんです。**でも、自分でコントロールはできない。だから、呼吸で吐いて、吐いて、きれいにする。

みれい　先生、自分の潜在意識がきれいになった、願望が届いたなってわかる方法はないですか。

加藤　**具体的に行動がとれるかどうかです。**行動として一歩踏み出すことができれば、潜在意識の中がちょっと変わったと思っていい。あなたの場合は、残業や徹夜をやめたことです。

みれい　ああ……。

加藤　長い間やってた悪い習慣をやめる。自分を変える積極的な行動をすること。

そばに男性のいるわたし

みれい そうしていくうちに、わたしにはあたらしいパートナーが必要だと気づいていったのですが、実際にすごくいいです（笑）。

加藤 どんなふうにいいの？

みれい 今、とても安心していて、毎日たのしいし、リラックスしていて、自分らしくいられる。前も充実していたけれど、今はまた違う。これまでに体験したことのない充実の中にいます。

加藤 目に見える変化があった？

みれい 体調もいいと思うし、肌の調子もいいし、みんなに元気になったとか若くなったとかよくいわれます。

加藤 いいじゃない（笑）。

みれい いいことだらけ（笑）。いや、大変なことや乗り越えなければならない問題もあるんですよ。でも、今までとぜんぜん違う世界が繰り広げられているっていう感じがします。

加藤 はじめてですか、こういった経験は。

みれい そうですねえ、先生。お恥ずかしながら。

加藤 いや、恥ずかしくはないよ。彼は違いますか、今までの男性とは。

みれい ぜんぜん違う。

加藤 それは、福ちゃんがすてきな男性ってことなんじゃないですか。

みれい はい(笑)。福太郎さんはすてきですよ。やさしいですし。

編集 やっぱり息を吐いて吐いて、引き寄せた人は違うんでしょうか。

みれい そうだと思う。**自分の潜在意識がきれいになってから会ってるから、きれいなこころに見合った、きれいな人が来てくれたんだと思います。**やっぱりね、男の人がいなくても平気って思ってる人も、パートナーがいたほうが、それはそれでしあわせだと思いますよ。いたら単純に、たのしい。男手があると、助かることも多いし(笑)。男の人がいるっていうのは、やっぱり女性にとって安心感につながるなと実感してます。

加藤　もう一緒に暮らしてるの？

みれい　はい。やっぱりね、わたし、寝るときだと思うんですよ。別に引っついて寝るわけじゃないですけど、一緒の部屋に、寝てる人がいるっていうのは、とても大きな安心感があります。

加藤　手を伸ばしたら、触れられると（笑）。

みれい　はい（笑）。しかも一番好きな人なわけだから、ネ。

加藤　肌と肌が触れる安心感、あると思うよ。

みれい　ひとりで暮らしてたら、人に触れることないもの。好きな人に触れるっていうのはとってもいい。シンプルにしあわせです。

加藤　本当によかったね。

みれい　はい。でもわたしが特別じゃないですよね、先生。

加藤　特別じゃない。誰だってできるよ。

みれい　わたしにできたのだから、本当に誰でもできることだと思います。「できる／できない」ではなくて、「やるか／やらないか」、につきると思います。

（おわり）

恋愛相談会

２０１３年２月22日（金）　青山ブックセンター本店

『マーマーマガジン』17号のセックス特集の反響は、すさまじいものがありました。「性のことが苦手だったけれど、そうではなくなった」「ずっと、一般的なセックス観に違和感があったけれど、ふっきれた」「セックスをしようと思った」「恋愛をしようと思った」「夫とよく話し合いをした」などなど……。そんな中、なんと、17号の「恋愛呼吸」のページを読んだだけで、わたしと同じようなことを体験した読者の方も出現して……。17号発刊後、急遽行った、「ごぶさたミーティング」（失敬）、もとい、恋愛相談会と、みごと恋愛が成就した方の体験談をお届けします。みなさんも、陽気に、素直に、たのしんでくださいね。

（みれい）

プログラム

● 加藤俊朗×服部みれい
恋愛相談会

● 恋愛呼吸体験談　マーマーガール・坂本真理恵さんの話
「わたしも、結婚します」

みれい　みなさん、今日はお越しいただいてありがとうございます。今日はみなさんに事前にいただいた恋愛のお悩みにできる限りお答えしたいと思ってます。

ではさっそく、加藤俊朗先生をお呼びしましょう。（拍手）

加藤　こんにちは。加藤です。

みれい　先生、今はじまる前に会場の方に、「みれいさん、本当に（結婚して）しあわせなんですか？」って聞かれちゃいました（笑）。

加藤　みれいさん、しあわせだよね。

みれい　はい、しあわせですよー。去年（２０１２年）の夏から先生の呼吸のレッスンを受けはじめたんですけど、それまでわたしは本当に、ごぶさたガールだったんです。『マーマーマガジン』つくったり、本を書いたり、仕事ばかりしていました。本当に仕事はおもしろかったですし。パートナーがいたらいいなと思うこともあったのですが、そういう気持ちも払いのけて仕事をしていました。

加藤　呼吸のレッスンをするようになって顔つきが変わったね。

みれい　そうなんです。顔つきが変わった、やわらかくなったといわれるようになって、男性から食事に誘われたりすることが少しずつ多くなっていって。それで先生に、「わたし、最近よく男性から声かけられるんですよ」って話したら、「アンタ、いけるよ」って（笑）。そうしたら、俄然その気になったんですよね。

加　藤　みれいさんが「結婚したいです」っていってきたから。じゃあ、呼吸でやろうってことで（笑）。

みれい　はい。それで『マーマーマガジン』17号の恋愛呼吸が生まれて、「男がほしい」「男ができた」「男ができた、最高！」とやったわけなんですよ。そうしたら本当に男性があらわれ、結婚することになりました。

加　藤　いいんじゃないの。

みれい　先生も、「早いなあ」って当時おっしゃってましたよね。

加　藤　恋愛呼吸をやって2週間で結婚が決まったからねー。

みれい　まあ、自分が一番びっくりしているんですが……。今日はできる限り恋愛のお悩みを先生とお答えしていきますね。

加　藤　みなさんにいっておきたいのは、ぼくは恋愛の専門家ではないし、占い師や預言者でもない。育った時代背景や環境も違うしね、通りすがりのただのおっさんです（笑）。独断と偏見でお答えします。

みれい　では、さっそくひとつ目、いきましょう。

お悩み1
「好きじゃない相手とずるずるしています」

ペンネーム　うまさん（36歳）

「わたしには一緒に暮らしはじめて、8年目になる彼がいます。わたしたちは趣味や考えも似ています。わたしにはもったいないくらいのナイスガイですが、正直『好き』といえません。最近は彼を目の前にすると、イライラしてきます。結婚話が出たこともありましたが、結論にいたりませんでした。

『早く同棲を解消して、〝この人〟と思える別の男性と出会うべき』『この同棲にも意味があるのかもしれない』といろいろ考えて、決心がつきません。好きじゃないのにずるずる付き合っている状態でも割りきれればよいと思うのですが、そうできず、別れるふんぎりもつかない状態が苦しいです」

みれい　自分だったら、もう好きではないのであれば、その人と暮らさないですね。だけど、たぶんこの方は年齢のことや、8年もその彼と一緒にいるので、その先にそれ以上のことがあるのか想像しにくいのかもしれませんね。でも、どちらでもいいから自分はこうするのだ、と決めるといいと思いますよ。先生、どうですか。

加藤　誤解を招くの承知で、今日はいうよ。真に受けすぎないでね。オッケー？（笑）

会場　オッケー（笑）。

加藤　この人は彼と8年一緒に住んでるんだよ。8年。8という字は、末広がりか、八方ふさがりのどっちかなわけ。

みれい　（爆笑）数字に意味があるんですね。

加藤　そう。8年目でそう思ったということに意味があるの。彼女にとって、彼のような人と出合って、自分の内面の思いに気づいたのだから、意味がないわけない。ハッキリいえばね、1回結婚してみればいいと思いますよ。ダメもとでいいじゃない（笑）。

みれい それはそうだ（笑）。昔、ある方からうかがった話があるんです。「家の中に男性がいるのはいいことだ」と。もし、何か物音がして気味が悪いとき、となりに男性がいるだけでいい。正直、男性なら誰でもいいって（笑）。とにかく、男性が同じ空間にいることは女性にとって大事だというんです。それを聞いたとき、それも一理ある、なるほどなと思いました。それにのっとると、好きじゃないわといいながら8年も一緒にいるのだから、もう割り切って一緒にいるのもいいと思う。もちろん別れてもいいし。やはりどちらかに決めるしかないと思うんですよね。

加藤 別れられないんでしょ。だったら一度結婚して、人生の勉強してみたらいい。バツイチを目標にするの（爆笑）。

みれい 最初から、バツイチ目標！

加藤 そういう心意気ってことです。一歩踏み出してみるんです。

みれい 『愛はなぜ終わるのか』という本があるんですよ。文化人類学的に愛は4年しか続かないということが書かれているんですけどね。

『愛はなぜ終わるのか』
ヘレン・E・フィッシャー著、吉田利子訳、草思社刊。愛は4年で終わるのが自然であり、不倫も、離婚・再婚を繰り返すことも、生物学的には自然だと説く衝撃の書。男と女のゆくえを占う人類学者による全米ベストセラー。

その点からいえば、質問者さんは一般的なのかも。もともと、男女の関係は変化していくものなのだと思うんです。どのカップルも、はじめみたいにずっとラブラブというわけにはいかなくて、こう、形を変容させていく必要があるのかな。

加藤 そうだね。ハイ、次！

お悩み2

「愛するより、愛されるほうがしあわせですか」

ペンネーム　まほろさん（25歳）会社員

「わたしはもう4年ほど彼氏がいません。その間にふたりの男性を好きになったのですが、どちらも男女関係にはなったものの交際には発展しませんでした。

また、この間、わたしを好きになってくれた男性も、ふたりあらわれたのですが、『いい人だな』とは思うものの恋愛としてときめくことができず、どちらもお断りしました。女性は愛するよりも愛されるほうがしあわせと聞きます。わたしもそういう方向へシフトしようと思うのですが、自分のこころに嘘をついている気もして、考え込んでしまいます」

加藤　その通り。愛すより愛されるほうがしあわせです。もうわかってるじゃない。

みれい　わたしもそう思います。わたしも20代の頃は自分ばっかりが相手を好きで、向こうはあんまりというのも経験したことがあるけれど……疲れますよ。愛されているほうが、絶対いいと思う。

加藤　彼女の立場でいえば、愛されているほうがいい。男からすると、セックスできるか、できないかだけ(笑)。

みれい　出た!!(笑)　そういえば、わたしも、先生の呼吸法をはじめてから、男性によく声かけられるんですっていったら、「かたっぱしから味見しなさい」っていわれたんですよ(笑)。

加藤　やってみないとわからないから(笑)。

みれい　体力もちませんよ!!(笑)　でも、それも経験かもしれないとふと、思ったりもしました。味見するまではいかなくても、お茶してみるとか。この質問者さんは、自分が好きになった人以外に、ふたり声をかけてくださった男性がいたんですよね。もしかしたらお付き合いしてみてもよかったのかも。

加藤 25歳だと、自分が好きになった人でなきゃと思う気持ちが強いだろうけど、長い人生で見てみれば、来てくれた人にいってみるというのもいいんじゃーないの。

みれい でも、「自分のこころに嘘をついている気がする」っていってらっしゃいますね。

加藤 いいじゃないの。嘘も方便ってあるでしょう。

みれい アハハ(笑)。

加藤 「いい人」だなと思ってるんだから、自分に嘘をついているともいえないんじゃない。「盗人にも三分の理」ということわざがあるよ。ごはんくらい行ってもバチは当たらないよ。

みれい わたしもそう思います。人間がだんだん成長してくると、10人いたら7人くらいと付き合えるようになるという話を聞いたことがあって。もっといったら誰とでも付き合えるようになるっていうんです。

盗人にも三分の理
悪事をするにもそれなりの理由はあるということ。その気になりさえすれば、どんな理屈でもつけられるという意。

加藤　誤解を恐れずにいうけれど、若いときは質より量ってところもあるよ。

みれい　女性もですか。

加藤　ある程度ね。経験しないとわからないこともあるよね。仕事だってそうでしょ。

みれい　なるほどね。あと、みんな頭で考えすぎかもしれないですね。左脳で。もっとからだで感じたままいってもいいのかもしれません。

加藤　いいことというね（笑）。こう考えてみたら？　地球には一夫一婦制もあれば、男ひとりに奥さんが何人もいるとか、逆もある。天から見れば、法律、契約、そういうものはまったく関係ない。単純に本能に従うのがいいんじゃない。

みれい　女と男の本質的な役割ということですか。

加藤　動物の使命は、男が種をまき、女が命を育んで子孫を残すことでしょう。それしかないの。

みれい　わたしも、誤解を恐れずにいうと、ある意味では、先生のいってる「味見する」という感覚、わかります。破廉恥だとか、不道徳だとかいう考えもあるだろうし、実際、とくに女性は肉体的にも精神的にも傷つくことがあるかもしれないから、簡単にいうべきではないことだけれど。

加藤 確かにね。

みれい 先生に、恋愛呼吸をやってすてきな男性があらわれたら、その人に身もこころも全部捧げなさいっていわれたんです。「みれいさんの全身全霊を捧げなさい」って。それがわたしにはぐっときたんですね。

加藤 だって、あなたはもう、後がないんだから(笑)。ぶれずに捧げていかないと!

みれい 後がないって! ひどい!!

加藤 年齢関係なく、男性にごぶさたの人は、あたらしい男性があらわれたら全身全霊でいってみるというのはいいよ。ハイ、次!

お悩み3

「彼氏がほしいかわかりません」

ペンネーム　まめまめさん（29歳）　公務員

「わたしはかなりのごぶさたっぷりなのですが、自分が彼氏を望んでいるのかどうか、確信がもてません。

カップルを見るといいなと思ったり、ひとりの人ときちんと向き合いたいと思ったりすることはあります。ただ、今ひとりで気ままに過ごせて楽だと思いますし、恋愛下手で過去のうまくいかなかった経験を思い出して自信がなくなることもあり、決心がつきません。

自分の本心を知り、一歩踏み出すためのアドバイスをいただけたら幸いです」

みれい　この人はね、彼氏求めてる気がしますよ。こういうことに興味があるからこそ、ここに来て質問をしてるんだもの！

加藤　そうだね。前に進みたいのに、過去の嫌な経験が引っかかってるのかもしれないね。

みれい　そうか。過去の嫌な経験がトラウマみたいになって、前に進めないという人はたくさんいらっしゃると思います。

加藤　難しいけど、ひとつの考えとして、出合った男性を通して修行してください。

みれい　修行ですか。

加藤　そうです。男性と女性の一番の違いは何だと思う？

みれい　子どもを産む、産まないですか。

加藤　女性の大切な役割は、子どもを産み育てること。子孫を絶やさないことです。

みれい　わたしも、先生に恋愛呼吸のレッスンをつけてもらうまで、自分が恋愛のことで傷ついているなんて思ったことがなかったんですね。でも、よく考えたら離婚の経験もありますし、つらい別れ、キツイ体験もあって、自分で思っているより自分が傷ついていることに気づきました。

加藤 そういうのは、本人が忘れたつもりでもこころの潜在意識の中に残ってるんです。

みれい でも、呼吸のレッスンをはじめてから、すべて成長するために必要な経験なんだと思える瞬間があったんです。わたしの魂が輪廻転生をして、もしかしたら前世ではわたしがされたことって自分が（過去世で）男性だったときに、女性にしたことなのかもしれない。転生のような考え方はフィクションと思う人もいるかもしれないけれど、わたしはそう思うことで納得できたんですよね。その痛みを手放すことができたと思います。

加藤 「逢うは別れのはじめ」ということわざがあります。この世は無常の世界。出合えば必ず別れがあります。恋愛はくっついたり、離れたりの繰り返しです。気楽にやったらいいんです。

みれい　まあ、どうせ別れると思ってスタートすることはないと思うけれど、うまくいかなかったら次がある、それにも意味があると、気楽に思えたら違うかもしれないですね。

加藤　みれいちゃん、そうそう。別れの経験があって次につながっていくんです。

みれい　誰でもそうですよね。

加藤　愛して、別れて。また、愛して、別れて。最後は結ばれるの。ハイ、次!

みれい　「ハイ、次!」って先生、軽快だなあ(笑)。

加藤　どんどんいくよ!　ハイ、次!

お悩み4

「既婚の男性に惚れています」

ペンネーム　ジョニーさん（31歳）　出版社アルバイト

「わたしは職場の上司である既婚男性に恋心を抱きました。自分の夢のことで自信を失ったときに、生き方そのものを上司から学び、気がついたら惚れていました。

結婚していてお子さんもいますが、とてもモテる方です。わたしは人を好きになるのは人生で三度目で、一途な性格ゆえ諦めることができず苦しいです。

不倫は抵抗があり、6年間気持ちは伝えていません。その間、前向きになろうとほかの恋愛もしてみました。なのに、まだ好きと伝えたい自分がいます。不倫についてはどう思われますか？」

加藤　天から見たら人間だってただの雄と雌。天には不倫はありません。好きなら命がけでやってみたら。責任もてないけど(笑)。

みれい　わたしも、この質問の「不倫はいけないですか?」ということだけに答えるとすれば、不倫は悪いことではないと思っています。先生と同じ理由です。好き同士になっちゃったらしょうがないというのはあると思うんです。この場合は片思いだけどね。

加藤　結婚してる男性ばかり好きになる人もいますね。

みれい　結婚してる男性がすてきというの、それは奥さんによって育てられてるから魅力的に見えるということなのかな……。人のものはよく見えるという。だから、友だちに不倫の相談をされたときは、わたしは泣き言をいわないなら付き合えば?　といつもいうんです。相手の男性は休日は家族の元に帰るんですよ。お正月とかもね。帰らなくなれば、奥さんがそのうち乗り込んでくるでしょうから。それでも貫く人もいます。気合がいるんですよ、不倫は。

加藤　すべてを捧げるつもりで……。

みれい　わたしも、それもありかなって思います。でも、この女性の場合、付き合う、付き合わないじゃなくて、あなたがどれだけすばらしくて、6年間お慕い申しておりました、とお伝えするといいかも。だけど、奥さんから奪うつもりは毛頭もございません。ただ、この思いをお伝えしたかったと。そういう手紙でも出せば気が済むかもしれない。

加藤　残業のあと、食事に誘われたら、お酒の力を借りて、というのもあるよね。

みれい　先生、酒場で告白したら、そういうムードにいっちゃいませんか。

加藤　男と女だからね。

みれい　いや、まあ、うーん。いいのか。まあ、仮にその女性がですよ、上司とからだの関係になったとしたら、その人にいいたいのは、ひと晩だけだったとしても、ないものを数えないで、あるものを数える。6年間も思い続けた上司とひと晩でも一緒にいられたことに感謝して生きてほしいです。そういう気持ちで臨むしかないですね、酒場には。

加藤 運命に任せる！

みれい 誤解しないでほしいのは、決して不倫をおすすめしているわけではないんですよ。でも、前に進むために思いを果たすことが大事かなと思うんです。もしかしたら、その上司がすっごくできた男性で、彼女が「わたしのすべてを捧げます」と向かっていっても、もしかしたら、思ってもみないような解に導いてくれるかもしれない。思った通り、一度、お手合わせとなるのかもしれないけど。一度相手に思いを告げることで、次に展開していくんじゃないかと思うんです。確かに、仕事を失うかもしれないような大きなことでもあるのだけど。

加藤 失ったらまた見つければいいじゃない。ハイ、次！

お悩み5

「性欲が強いんです」

ペンネーム　よっぴーさん（34歳）　団体職員

「いきなりですが、ここ数年とても性欲が強いんです。もともと強いほうですが、より高まっています。しかし、4年くらい彼氏がいないので、なんとか自家発電して欲を流しています。

昨年の5月くらいから片思いをしていた彼がいて、今年1月末くらいにいい雰囲気になりからだの関係をもちました。そのときは、とてもしあわせな気分になれたのですが、彼には彼女がいました。話し合ったのですが、やはりわたしとは付き合えないとのことで、それきりになりました。彼とセックスするのが本当の目的ではなく、まじめにお付き合いをしたかったのですが、こんなことになってしまって残念です。

このまま性欲が続いたら、また次の相手ともからだだけの関係が

生まれてしまうかもと心配です。お付き合いする関係でもないのにセックスをしたら、自分を大切にしていないんじゃないかとも思います。どうしたら性欲と恋を自分でコントロールすることができますか？お付き合いする関係でなくてもセックスをしていいのですか？自分を大切にするということの意味のはざまで悩んでいます」

加藤 性欲が強い。いいんじゃないの。性エネルギーは生きる力なの。若いときはセックスのほうへ行くんだろうけど、年齢をもっと重ねていくと、その性エネルギーをほかのことに使おうとするようになるよ。歴史に名を残すような人はみんなエネルギッシュだよ。

みれい 英雄色を好むっていいますしね。

加藤 からだだけの関係でいいのかって、いいんじゃない。セックスはセックス。恋愛は恋愛。両方一緒がいいけど。そうは問屋が卸さない場合もあるよ（笑）。

みれい 確かに！（笑）セックスだけしたことに、罪悪感を感じることないと思うんですけど。

加藤 女性の心理は複雑だから……。

みれい でも、どうして罪悪感を感じちゃうんでしょうね。

加藤 カルマじゃないかねー。この世は男と女だけ。男は女を求め、女は男を求める。自然の摂理だと思うよ。

みれい 男が男、女が女もありますが……。わたしがごぶさたガールのとき、みんなどうやって恋人同士になるのかなって思ってました。自分のそれまでの経験も忘れちゃって。

加藤 男がいるところに行けばいいんじゃないの（笑）。

みれい 市場に出ないとね、先生。いつまでも、大根畑に埋まってちゃ売れない。大根も築地市場に出て行かないと。自分のことはよくそう思ってはいました。

加藤 お酒飲むところにいきなさいよ。

みれい　やっぱり、酒場ですか？

加藤　取りあえず何でもいいから。合コンとか。

みれい　わたし、合ランっていうのやったことあります。

加藤　何それは？

みれい　合コンとランニングが一緒になってるんです。皇居のまわりを走りながら、合コン。

加藤　走りながら、あの男がいいなってやるの（笑）？

みれい　まあ、そうなりますね（笑）。でも、わかるんですよ、相手の性格とか。自分が遅れるとペースを落として伴走してくれる男性がいたり。ぜんぜん知らんぷりの人もいたりして。

加藤　へえー。じゃあ、男の前で転べば助けてくれるんじゃない。

みれい　転んで「助けてえ～っ」っていうんですか（笑）？

加藤　そうそう（笑）。きっかけをつくるんだよ、こっちから。

みれい　そうですね。場数を踏んでね。

加藤　積極的にいかなくちゃ。ハイ、次！

お悩み6

「恋愛と仕事が両立できません」

ペンネーム　クマは卒業しますさん（34歳）　マスコミ関係

「今、わたしは独身で彼氏はいませんが、結婚も出産もしたいと思っています。そうなったら仕事は休み、しばらく家庭のことをしたいと思っています。でも最近、仕事をがんばってしまうと、彼氏ができないのでは、結婚や出産が叶わないのでは、という思いにかられています。仕事のストレスで心身のバランスを崩したこともあり、以前のように仕事に情熱をかけることができません。結婚したいから仕事をしないというのはへんな話なのですが、両方うまくいくと思えず、考えがこんがらがっています」

加藤　自分の場合、残業はしない。仕事をやるときはやる。異性を求めるときは求める。そうしてました。

みれい　めりはりがあるんですね。

加藤　どんな仕事も大事です。与えられた仕事に全力投球です。異性も同じです。全身全霊で異性を研究してました。生きるうえで役に立つと思ってたから。

みれい　異性を研究する、か。

加藤　異性を通して学べることはいっぱいあるよ。ひとりの人間と深く関わることは、こころの勉強だもんね。

みれい　先生におっしゃっていただいたことがすべてな気がします。わたしが今回自分の恋愛がうまくいった理由のひとつに残業をやめたというのがあります。それは本当に大きなきっかけでしたね。今は仕事を時間内にたっぷりして、アフター5は新婚生活をたのしんでいます。

加藤　息が吐けると「きりかえ」ができます。すうんじゃなくて、吐く息に焦点を合わせて集中してください。「仕事は仕事」「恋愛は恋愛」、きりかえてね。ハイ、次！

お悩み7

「恋愛呼吸がうまくいきません」

ペンネーム　オノマトペさん（28歳）

「『マーマーマガジン』の17号にのった恋愛呼吸（90〜91ページ）を実践していますが、うまくいきません。

1日目で「男がほしい」と思っても、みれいさんが体験されたように、男性の顔が浮かんできません。それでも、2日目、3日目と続けていいのでしょうか。

その後は、また1日目に戻って男性の顔が浮かぶまで繰り返すのがよいのか、もしくは、1日目を何度も繰り返して行うのがよいのでしょうか。また、1日にまとめてやってもよいのでしょうか。教えてください」

加藤　まず、1日、2日、3日とやったら、また1日目から繰り返す。

焦らない。繰り返して慣れるというのがひとつ。もうひとつは1日、2日、3日とやったら、4日目から3日分をいっぺんにやる。

みれい すごい強力！

加藤 さらに強力にするのがある。それは、3日目の「男ができた、最高！」を4日目からこればっかりやる。

みれい これやってるの、誰かに見られたくないですね（笑）。先生、これは声に出したほうが、よりいいですか。

加藤 声に出すといいですよ。密教に三密というのがあります。「身《しん》・口《く》・意《い》」です。手で印を結び、口で真言《まんとら》を唱え、こころでイメージする究極の精神集中法です。

みれい 呼吸のレッスンを受けて、いっぱい息を吐いているうちに、すごくしあわせなイメージができるようになったんですよ。だから、恋愛呼吸を1日目、2日目、3日目としたあとに、ありありと自分がしあわせになっているイメージを体感できたんですよ。それは、何カ月か先生の呼吸のレッスンを受けていたというのもある

手で印を結ぶ
「印」とは、印相の略で、一般的には仏像が結んでいる手指の形。無数の数があるといわれるが、合掌もそのひとつ。

と思います。恋愛呼吸の部分だけ切りとるとセンセーショナルに聞こえちゃうかもしれないけれど。あと、真言の話に通じるかもしれませんが、わたしはアファメーションもやっていて、「年収はいくらになります」「こんな家に住みます」っていうのを具体的にノートに書いて宣言していました。その中に、男性のこともありました。「こういう男性があらわれます」と、書いていました。アファメーションは1年くらいやっていましたね。

加藤 コツは、呼吸で潜在意識をきれいにしたあと、「男がほしい」「男ができた」「男ができた、最高!」とこころで思うといいよ。人はこころで思うことしか現象としてあらわれないんです。

みれい 思うことしかならない。

加藤 どうせ思うんだったら、よいことを思う。明るい未来を思うんだよ。今回はテーマが恋愛だったけど、すべてに共通するんだよ。

みれい 恋愛を仕事に変えてもいいわけですよね。

加藤 すべてに使えます。

恋愛呼吸体験談　マーマーガール・坂本真理恵さんの話

「わたしも、結婚します」

みれい　さあ、続いては、恋愛呼吸をしてご結婚が決まったマーマーガール、坂本真理恵さんのお話の時間です。さっそくお呼びしますね。坂本さん、どうぞ！

坂本　こんにちは。

みれい　こんにちは～。今日はわざわざ、九州は福岡からお越しいただいて、ありがとうございます。

坂本　こちらこそ、とても光栄です。

みれい　さっそくですが、坂本さんもごぶさたガールだったのですか？年齢もわたしと近いんですよね。わたしが結婚を決めたときは41歳で、今42歳です。

坂本　はい。わたしは今年40歳になります。2年くらい恋愛もしてない

『マーマーガール』
『マーマーマガジン』読者の通称。男性の場合は、マーマーボーイ。

ごぶさたガールでした。仕事も一生懸命してきたのですが、最近、これからひとりで生きていくのかどうするかって悩むことが多くなったんです。

みれい ちなみに、何のお仕事していらっしゃるんですか。

坂本 商社に勤務しています。

みれい バリバリのキャリアウーマンなんですね。

坂本 去年の夏に、ひとりで生きていくことになるかもしれないと思って、マンション購入の契約をしたんです。

みれい おお……、なるほどね。40歳くらいだとそういう決断もしますよね。

坂本 はい。でも、去年の10月くらいから、不思議と気持ちが軽くなってきたんです。わたしは占いが好きなんですが、わたしは天秤座で、10月にずっと試練と忍耐を与えていた土星が去ったからじゃないかと思ったんです。そのあたりから、なんとなくしあわせになりたいと思うことも多くなってきて。

みれい ほ〜。それで？

坂本　しあわせになるって決めたんですよ。来年は、結婚してしあわせになるって、こころに誓いました。

みれい　決めた！　それ大事です。

坂本　それから、自分は何をすべきかと考えたんです。やはり、男性と出合わないとですよね？　でも、基本、わたしはひと目ぼれ体質だと思うので、すでに今まわりにいる男性にときめくことは、完全にないと思ったんです(笑)。お酒も飲まないので、飲みに行ったりもしないですし。残業もあって、やっぱり出合いがないなあ、と思ってました。

みれい　どうしようと思ったんですか？

坂本　その頃、12月に入って、『マーマーマガジン』を買ったんです。みれいさんの結婚話から読みました。

みれい　編集後記から読んだの？

坂本　はい。もちろんびっくりしたのだけど、自分は読んだ時点で2年間恋愛もしていないし、ごぶさただったから、みれいさんみたいに独身のリスペクトしている女性が結婚して違う世界にいってしまうことのほうがショックだったというか。寂しかったんです。同じアラフォーの女性ががんばってくれているのを見て、自分もがんばろうとこころの支えにしてきたのに、そういう人が最近、どんどんお嫁にいってる気がして。みれいさんもかあ……なんて思ってしまって。

みれい あー、でも、わかる。わたしも読者の立場だったら、おめでとう！と思いながら「さみしいな……置いてけぼりだ」と思ったと思います。それで、みれいがやった恋愛呼吸というページを読んでみたと。

坂本 はい。そうしたら、この呼吸法はお金がかかるわけでもなく、寝る前に「男がほしい」と思えばいいだけというので、やってみました。何も損することはないですから(笑)。

みれい ほんと、そうですよね。それで1日目の「男がほしい」をやってみてどうでしたか？

坂本 1日目に「男がほしい」と思っても、誰も出てこなかったです。好きな人もいなかったから、当然かなと思いました。

みれい 2日目は？

坂本 2日目の「男ができた」、3日目「男ができた、最高！」とやっても出てこなかったですね。では、自分が最高と思う男はどんな人なんだろう？　と考えたんです。

みれい なるほど。理想の男性のタイプはあった？

坂本 前はありました。自分より年収がいいとか、毎日ごはんつくるのは大変そうだから週末婚もいいとか、自分に都合のよいことばっかり考えていたことがありました。でも、あらためて自分が最高と思う男性をちゃんと考えたとき、収入がどうのこうのではないし、ドキドキやスリルを求める年でもないし、どっちかっていうと落ち着いていて、**自分が自分らしくいられる人と出合いたいなと思ったんです。**そんなことを思いながら年が明けたんですよ。

みれい 年が明けた。そうしたら？

坂本 年賀状が来るじゃないですか、その中に年賀状だけで交流が続いているような古い女性の友だちのものがあったんです。実は、わたし、20代のときに6年くらいお付き合いしていた年下の彼がいたんですけど、自分が30歳目前になったとき、結婚しなきゃとても焦って、自分から別れてしまったんです。彼はまだ若かったから、現実的にすぐに結婚することを考えられなかったというか……。

みれい　わかるわかる。30の壁ってあるよね。

坂本　はい。相手のどこが嫌いとかではなくて。今思えば、昔ながらの世間体みたいなものに縛られていたと思います。「早く結婚しなきゃいけない病」みたいになっていました。

みれい　なるほどね。今はその彼とお別れして、もう10年くらいになるということですね。

坂本　はい。もうとうの昔に携帯番号も消去してますし、自分から連絡をとろうとも思ってなかったんですけど、その女友だちの年賀状に、「最近、LINEをはじめたら、彼とつながったから、連絡とってみたら?」って書いてあったんです。

みれい　おーー。どんな気分になりました?

坂本　わたしが彼とお別れしたのは、経済的なことや将来が不安だったからで、一緒にいて居心地のよい相手だったんですね。でも、ここで今までのわたしだったら、「もう10年も会ってないしね」とか、「今さら連絡してもね」とか、「自分がふっといて、何いってんの」とか、変なプライドがあってきっと連絡しなかったと思うんです。でも、わたしはしあわせになるって決めたんだ、わたしがしあわせになれる男の人は、わたしがわたしらしくいられる人なんだと思って、連絡したんです。

みれい　メールしたんだ!

坂本　はい。それが今年(2013年)の1月10日くらいです。

みれい　彼と久しぶりに連絡をとってどうでした?

坂本　もう、1回目の電話のときから一気に昔の感覚に戻ったというか。

みれい　すごーーいっ!!　それで、それで?

坂本　それからあっという間に話がまとまって、先週彼がご両親に結婚の話をして、今週わたしが両親に話をして、5月に入籍、11月に挙式ということになりました。

みれい　おめでとうございます!!!

会場　(拍手喝さい)

坂本　ありがとうございます。

みれい　一気にお話ししていただいちゃいましたけど、もう、おもしろくて聞き入ってしまいました。何しろ坂本さんが疑わずに、素直に恋愛呼吸をやったというのがポイントだと思いますよ。

坂本　しあわせになると決めたのだから、そのためにやれることはやろうと思ってました。その通りにしたら、意識がそういうふうに向かった気がします。だから、普通だったらさらっと読んでおしまいの年賀状の情報を拾うことができたり、恥ずかしがらずに連絡がとれたんだと思うんです。

みれい　何か、こころの扉が開いた感じですよね。

坂本　そうです、そうです！

みれい　昔のパチンコ台はチューリップがパカッて開くじゃない？　あんな感じですよ。わたしが思うに、自分がごぶさたガールだったときは、こころのチューリップが閉じてたと思うんです。そこにいくら玉が落ちてきても、入るわけないんです。でも、わたしたちのこころはある時期がきて、開いたのね、パカッと。

坂本　はい。おっしゃる通りです（笑）。

みれい　ねっ、そうしたら坂本さんは10年ぶりに彼と連絡をとることになったんだものね。それはホント、こころの扉が開いたっていう感じ。それは本当に先生の呼吸法のおかげで、扉全開への最後のひと押しは呼吸法だったと思います。それにしても、展開が速かったですね。

坂本　本人たちもびっくりです。ちょっと遠距離ですし。

みれい　あら、彼はどちらにいらっしゃるんですか。

坂本　わたしが福岡で、彼は広島なんです。だから余計に早く籍を入れて、きちんとしたいという気持ちになったのかも。自分があれだけ仕事を辞めたくないとか、毎日ごはんをつくるのは面倒、とかいっていたのが嘘みたいに、今は自然に向こうに行くと思えるようになっているんです。

みれい なるほど。「条件が厳しい」って決断を早めることにつながるのかも。わたしも彼と労使関係&先生と生徒の関係で出合っていなければ、もっとモタモタ期があったかも。

坂本 あと、みんな縁結びの神社に行ったり、パワーストーンをつけたり、パワースポット巡りをしたりしますよね。それに比べて、恋愛呼吸はお金がいらなかった(笑)。

みれい はい。誰でも無料でできます。

坂本 そうです(笑)。自分を見直すこともできました。社会でいろんなものを観て、目も肥えて、装飾がいっぱいついたリッチなものをほしがってた時期もあったけれど、本当に必要なもの、自分が求めているものは違うんだなと気づけたんです。

みれい　あ――、わかります。

坂本　中には、みれいさんみたいに、雑誌の編集長で、カリスマ性もあって魅力的な女性だったら、その気になればすぐに男の人ができるよねって思ってる人もいるかもしれないですよね。

みれい　いやいやいや……（笑）。

坂本　はじめはわたしもそう思ってたんです。みれいさんもですが、芸能人とか、年齢関係なく魅力的な人というのは特別なんだって。でも、わたしみたいな福岡の普通のOLでも、現実にみれいさんと同じように恋愛呼吸をしてみたら、結婚することになったんです。だから、結婚や恋愛だけじゃないと思いますが、ほしいものがあったら、素直にやってみてほしいです。何も損しないので（笑）。

みれい　ハイ、損しません（キッパリ）。わたしは、自分の本を出すようになった頃に、まわりの男性の友人たちから「みれいさん、どんどん男の間口が狭くなっていくね」っていわれてたんですよ。「もう遠い国の人しかいないかもよ」とか。真剣にわたしと付き合ってくれる人って、もういないのかなと考えたこともありました。でも、坂本さんと同じで、自分にとって最高の人はどんな人だろうと考えました。自分が自分らしくいられる人と坂本さんはおっしゃったけれど、まったく同感です。どんなわたしでも、あるがままのみれいさんでいいといってくれる人に愛されることが、しあわせだなって心底素直に思えたんですね。そう思えたのは、呼吸法のおかげじゃないかと思うんです。先生、ありがとうございます。

坂本 ありがとうございます。

みれい 先生、どうぞ前にいらっしゃってください。

加藤 邪魔にならないようにうしろで聞いていました。ふたりとも、しあわせになってよかったね。

みれい はい。でも、わたしたちが特別なわけじゃないですよね、先生。

加藤 はい。誰でもしあわせになれます。

みれい 本当に、その通りなんです。では、先生、最後にもうひと言、みなさんにお願いできますか。

加藤 はい。男性に出合ったら、身もこころもすべて捧げてください。男はまいっちゃうから！　自分が好きな人より、自分を好きになってくれる人を選ぶといいんだよ。あとは、やぶれかぶれが大事。

みれい やぶれかぶれ（笑）。

加藤 あまり期待しないってことです。

みれい 先生が今おっしゃったことは、呼吸のレッスンのときに、わたしも同じことをいわれていますから。

加藤 とにかく、急がない。ゆっくりゆっくりいけばいい。絶対みんなしあわせになれるから。

（おわり）

呼吸問答

呼吸法にまつわるあれこれ、気の話、人間関係での間合いのとり方、そして加藤俊朗先生と呼吸との出合いについて、質問しました。自分ならではの能力を引き出すには？　そのために、どんな「ことば」を使うといいの？　加藤先生がわかりやすく、お話ししてくださいました。

（みれい）

日本人の呼吸って？

みれい　先生、日本と西洋の呼吸は違うものですか。

加　藤　西洋は胸。「すって、吐いて〜」。ラジオ体操の最後にやる深呼吸です。日本は腹。腹は「吐いて、すう」リズムです。昔の切腹と関係があると思います。

みれい　切腹！

加　藤　西洋はだいたいギロチンとか、手首ね。

みれい　腹はないんですね。

加　藤　切腹は、ひと言でいえば、忠誠心のあらわれです。

みれい　そういう忠誠心や根性を日本人はＤＮＡで受け継いでいるということですか。

加　藤　そうです。腹の中心は丹田。昔は、臍下丹田とか気海《きかい》丹田と呼んでたところです。ここに日本文化のＤＮＡがあるんです。

みれい　なるほど。そういえば日本語には、腹が据わってるとか、腹をわって話すとか、腹黒いとか、腹が出てくることばが多いですね。

加藤　そうだね。

みれい　先生、気が上にあがってるとか、下におりてるとかっていいますけど、気が臍下丹田にしっかりある人の特徴はどんな感じですか。

加藤　落ち着いてる。静か。呼吸が長い。

みれい　先生から見て、この人は腹が決まってて、気がおりてるなって人は、10人中何人くらいいますか？

加藤　ほとんどいないね（今まで出合ったことがないだけです）。

みれい　いない？　では、気があがっている人の特徴は？

加藤　目に力がない、集中力が弱い、地に足がついていない、当然落ち着きがありません。大事なことは、腹に気持ちをおろすことです。

みれい　福太郎さんがあらわれた頃の自分は、確かにそういう状態になってたかも。

加藤　だから迷わなかった。

男性の呼吸、女性の呼吸

みれい　先生、女性と男性に呼吸の違いはあるんですか。

加藤　これは簡単です。男女の一番の違いは子どもを産むか、産まないか。

みれい　女性は一体どこで呼吸をしているんですか？

加藤　子宮です。

みれい　子宮!!（笑）

加藤　おなかにいるとき、お母さんの子宮から栄養をいただいています。

みれい　あいにく病気などで子宮をとった人はどうですか？

加藤　たとえそうだとしても、子宮があった記憶は残ってるはず。できればとらない方法をすすめたいですね。女性にとって命と同じくらい大事だから。

みれい　男性は？

加藤　臍下丹田。

気の合わない人とうまく息を合わせるには？

みれい　なるほど。先生、どうしても仕事とかで、相手と波長が合わない、でも一緒にやらなきゃいけない場合も出てくることがあると思うんですけど、呼吸でどうにかできませんか。

加藤　それは「人間」という字を見ていただけたらすぐわかる。「人」という字は、人と人が支え合う。人間の「間《げん》」は「間《ま》」とも読みます。「間《ま》」は息のことです。「間が合う」「気が合う」。いうでしょ。間が合うと、気が合う。つまり、息が合うんです。

みれい　ほほ〜。

加藤　その息が合うっていうのは、自然な呼吸です。自然に相手と気持ちが通じ合う、こころとこころが通い合うことです。これを「まごころ」といいます。まごころの通い合うのが、息が合うこと。これが「阿吽《あうん》の呼吸」。だから、まごころを込めて人と接すれば、人間関係は間違いなくよくなるの。

みれい　まごころか。相手に合わせようとしないほうがいいですか。

加藤　無理に合わせようとすると、息があがって苦しくなる。「間違い」は「間」のずれ、人生のつまずきは「息」のずれ。

みれい　でも、とりあえずそれは全うしなきゃいけないよっていう仕事だったら、あくまでも自分のペースは守りつつやる?

加藤　気持ちをおなかに置けば、そういう発想はそもそも起こらないんです。気持ちがおなかにあれば、どんな人にも平等に接することができるんです。

みれい　はい。それは基本の呼吸の練習を繰り返せばできるようになりますか。

加藤　そういうことです。それでも何か収まりが悪いというか、**自分らしくいられないときは、ここ一番、肛門をしめる。**

みれい　肛門はすごく大事だと、先生はよくおっしゃってますよね。肛門をしめると、どんなことにいいのですか。

加藤　肛門は自律神経が支配してるんです。トイレに行けば勝手に開く。トイレしたあと勝手にしまる。自分がしめようと思わなくてもしまる。自律神経がずれてくると、肛門のしまり具合が弱くなる。精神が落ち着かなくなるんです。

みれい　すごく大切ですね。肛門をしめながら、息を吐くという、ダブルでやったらよりいいですね。

加藤　そういうことです。ハンバーガーもダブルは倍おいしいんです。

みれい　おかしい（笑）。じゃあこう、ここぞっていうときは肛門をしめて、向かうのがいいですね。

加藤　そうそう、とてもいいですね。

加藤先生と呼吸

みれい 先生が加藤メソッドをつくられる前になると思いますが、「やっぱり呼吸だ！」ってわかったときの話を教えてもらえませんか。

加藤 亡くなったお父さんが導いてくれたと信じてますね。

みれい へえ……。

加藤 父が亡くなる直前、植物状態でした。病院のベッドに寝ている父の手を握ったら、握り返してきたと感じました。目を見たら潤んでいるように見えて、父が「俺と同じような考え方だと、こうなるよ」といったと思ったんです。帰りの飛行機の中で、人事部から健康保険組合に異動すると決意しました。異動から1年後に呼吸と出合いました。

みれい それはおいくつくらいのときですか。

加藤 45歳くらいだね。

みれい　呼吸の先生に出合ったんですか。

加　藤　気功の先生です（笑）。

みれい　すぐに、「これだッ！」とわかったんですか。

加　藤　いやー。渋谷の本屋で見つけた呼吸の本がきっかけで。その教室に10年間通ったのと、西洋のこころとからだの健康法、フェルデンクライスメソッドを4年間学びました。その結果、「気」をつかんだのです。

みれい　「気」が上にあるか下にあるかというようなことは誰でもわかるようになるものなんですか。

加　藤　本来誰でもわかります。昔の人は、神社を建てる場所を気で決めてたわけでしょ。例えば、伊勢神宮ね。誰かが伊勢神宮を建てるにふさわしい、気のよい場所を見つけたってことだから。

みれい　そうですよね。

加　藤　同じような感覚で水脈とか石油のありかを見つけたりするよね。

みれい　ダウジングとか。

加藤　あれも、気を察知してるんだと思うよ。

みれい　なるほど。すべてに気はありますものね。

加藤　みんな同じ人間だけれど、大事なことは、顔形が違うように個性があるってこと。その個性とは何かっていったら、その人がその人らしい能力を発揮できるかってことなの。

みれい　引き出せるかどうかなのですね。

加藤　仕事で例えると、物を開発する人、物を売る人、物を運ぶ人といったぐあいに、多様な仕事があるわけだけど、その中のどれをしたら自分らしく生きていけるか。それは誰かの真似をするのとは違うよ。自分の気、つまりエネルギーを引き出せるかどうかなの。潜在能力を引き出すともいえる。大事なことだよ。

みれい　それは、しっかり呼吸をすればできますね。

加藤　そうだよ。**呼吸の極意は、魂に焦点を当てて、潜在能力をきれいにすること。魂をよろこばせることです。魂をよろこばせるって何かというと、自分の秘めた能力、未知の能力を引き出して、**

社会の役に立つ。世の中の役に立つ。仲間の役に立つことなの。
ちなみにぼくの魂のよろこびは、生徒の役に立つことです。

みれい　先生、すてき。わたしは今回、恋愛のエネルギーを引き出されました。

加藤　もともともっているから引き出せるんだよ。

言霊の本当の意味って？

みれい　先生、エネルギーといえば、ことばもエネルギーもってますよね。わたしも気をつけなくちゃって思うんですけど、誰もが、なんですが、けっこうネガティブなことばを吐いてると思うんです。愚痴もそうだけど、自分を卑下したり、責めたり。

加藤　すべてのことは、その人にとって必要だから起こってるんだよ。それを知ってたら愚痴も出ないし、自分を責めることもない。

みれい　でも、ついいっちゃう、「ああ、やだ」とか。「疲れた」とか。そういうのも潜在意識に入っていきますか。

加藤　はい、そうです。ことばの大切さは、聖書の中に書かれています。「はじめにことばありき。ことばは神なり。神はことばなり」です。

みれい　ことばは本心ということですか。

加藤　そうです。本心良心はこころがさわやかで落ち着いた状態で、きれいなことです。

みれい　なるほど～。

加藤　わかりやすくいうと、お釈迦様、キリストがしゃべることばは本心良心です。

みれい　魂のレベルが違うんですね。

加藤　そうそう。魂の、質が違う。

みれい　やっぱり日常からいいことばを使ったほうがいいですね。

加藤　ことばっていうのはエネルギーだから、エネルギーは必ず帰ってくるんだよ。だから汚いことば、いやしいことばとかは吐かない。有意義なことばを吐くわけ。

みれい　わかった。

加藤　「尊く、清く、美しく」。

みれい　宝塚みたい（笑）。「清く、正しく、美しく」だけど。

加藤　宝塚が「清く、正しく、美しく」なら、「清く、尊く、美しく、正しく、強く」でどうだ（笑）。

みれい　すごくいい（笑）！

加藤　5つだ。

みれい　いい！　「清尊美正強」！

加藤　いいねえ。その気持ちでことばを発すれば、みんないい方向にいくよ。

（おわり）

あとがきにかえて　「服部みれいさんのこと」

服部みれいさんとはじめて会ったのは、表参道のそば屋「権兵エ」です。
偶然向かい合わせに座って目と目が合いました。
イメージはチャーミングでキュートな感じ。
……浮かんできたのはミロのヴィーナスです、
……愛と美の女神。
不思議な出合いでした。

「不思議な魅力・服部みれい」　2012年8月10日　06時58分44秒

不思議とは、どう考えても原因や理由がわからないこと。
思いがけないこと、とっぴなことであります。
服部みれいさんはそんな女《ひと》です。

目は、柔道女子57キロ級で金メダルを取った松本薫さんに似てるんです。
獲物をつかみ取りにいく目です。
みれいさんの瞳は大きくてまるく輝いてます、普段は……、
ところが、仕事になると一変して「野生」の目になるんです。

松本さんは、野生の本能丸出しで金メダルを取りました。
みれいさんのこころのエネルギーは、他人を安心させて、人生の金メダルを
取らせることができます。
その気にさせる不思議な力をもっているんです。

みれいの「み」は未来の「み」
みれいの「れ」は礼節の「れ」
みれいの「い」は畏敬の「い」

未来は仏教では死後の世界のこと、あの世の世界のことです、

未来を見据えて生きることを伝える役目です。

礼節は、生活の秩序を保つために必要とされる行動・作法・礼儀のことです。「衣食足りて礼節を知る」。女性としての身だしなみを実践していきます。

畏敬は、かしこまり敬うことです。
他人のために尽くそうとする純粋な気持ちのことを意味します、まごころです。

『マーマーマガジン』にみれいの魅力がたっぷり載ってます。
『マーマーマガジン』ってなんですか？　雑誌です。
いつ発売ですか？　聞くの忘れました。
どこで売ってるんですか？　知りません、もらったから。
『マーマーマガジン』525円です。おすすめです。
〝みれい〟不思議な国から来た天使なんです。

昨年の8月に書いたブログです。
呼吸のレッスンをはじめて数か月が過ぎた頃でしょうか？
野獣の目が天使の目に変わったのです(笑)。
その後、恋愛呼吸ですてきなパートナー(福ちゃん)をゲットしました。
人生の金メダルを取ったのです。

「息」という字は、自らのこころと書きます。
息はこころ、息を整えるとこころも整いきれいになるのです。
呼吸はこころをきれいにして、人生のしあわせをつかむ道具なんです。
焦らず、慌てず、恐れず、ゆっくりと息を吐いてみてください。
あなたのすぐそばに天使がいます、手を伸ばせばしあわせはつかめます。

みなさまの幸運をお祈りいたします。
雲の上にいる母に感謝。

2013年5月30日　母の命日に　加藤俊朗

ふろく

ますますしあわせになる呼吸法

さてここで、「すでにわたしたちカップル（または夫婦）なんだけれど、とんとごぶさたで……」というみなさんに、ごぶさたを解消するためのカップルでできる技をお届けします。加藤先生がこの本のために考えてくれた、とっても簡単な方法です。さらに、もっともっと、愛でいっぱいになりたいあなたのために、ひとりでできる「感謝の呼吸」「愛の呼吸」、スペシャルなマントラ「愛染明王《あいぜんみょうおう》の真言」も、お伝えします。潜在意識にすっと入ったらしめたもの。「ただ、やる」ことが大切です。どうぞ、どうぞ、しあわせになることを、たのしんでくださいね！

（みれい）

ごぶさたカップルのための

恋愛呼吸 ～タッチ、見る～

タッチ、見る【準備】

1 背中合わせで座ります

不仲やセックスレスの原因はさまざまですが、相手と向き合わなければ何もはじまりません。

相手に避けられている気がする、異性として見てもらえていないかも、と疑問があったら、基本の呼吸をしたあとに、さりげなく相手と背中合わせになるように座ってみましょう。

相手に触れることが、セックスレス解消の第一歩です。

相手がリラックスしてテレビを見ているとき、ベッドに腰かけているときなどにすっと近寄って背中を合わせるのもいいです。少しずつ、背中が触れる時間を長くしていきます。

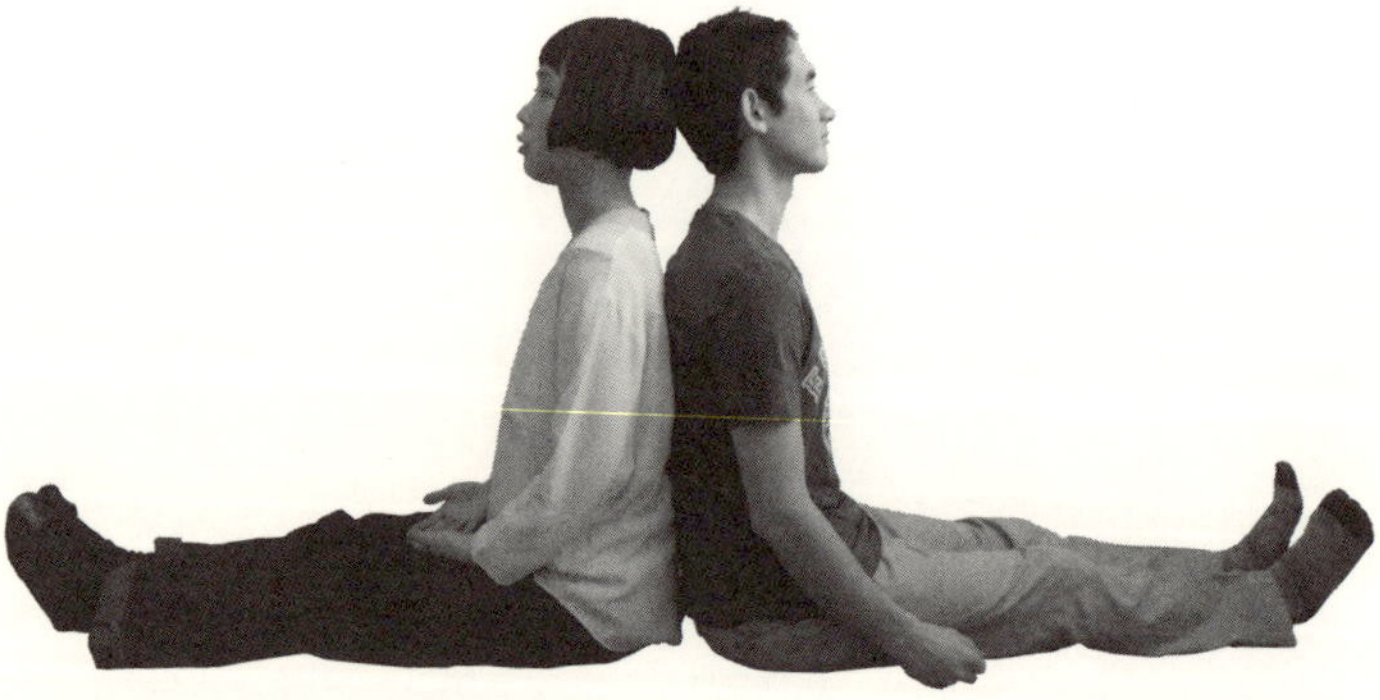

もっと彼、彼女と仲よくしたい！ セックスレスを解消したい！
ふたりでできる恋愛呼吸です。

❷ 背中をあずけます

背中を合わせるのに慣れてきたら、相手に背中をあずけます。リラックスしてできるようになってきたら、こころがかよいはじめた証拠です。

白い服で、紫のバスタオルやシーツの上ですると、より効果的。

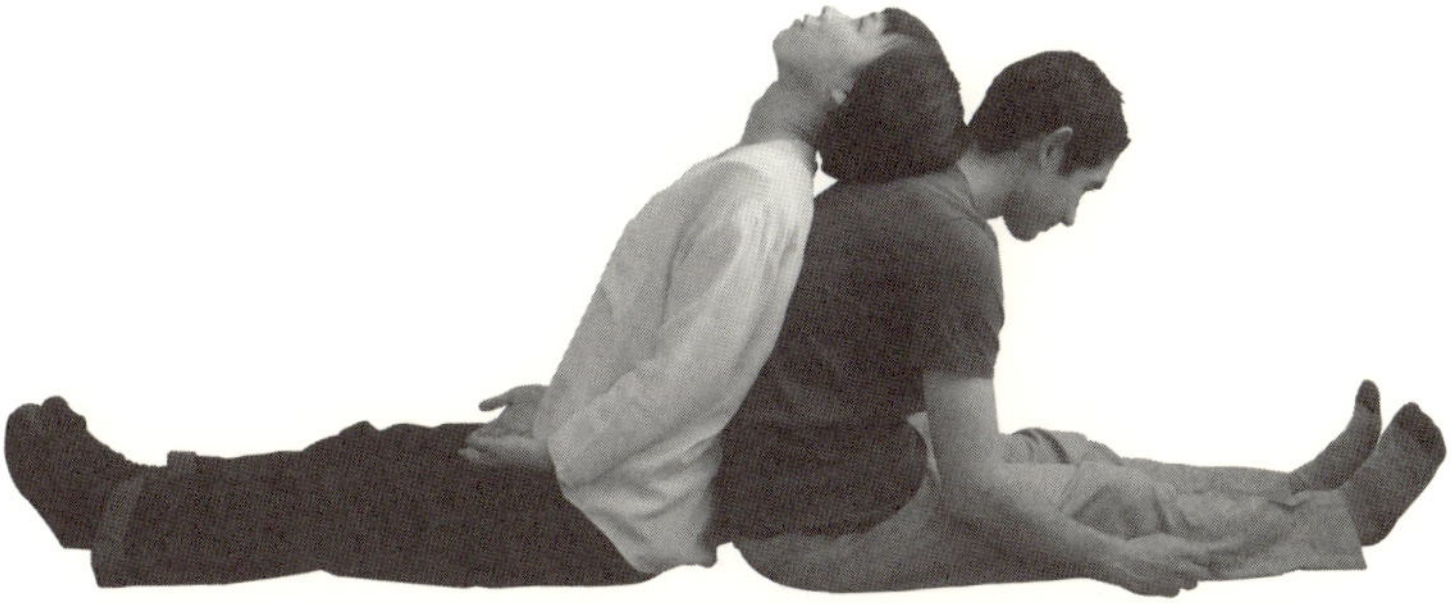

【モデル】平松モモコ、イアン・ソーヤー（P198〜201）

ごぶさたカップルのための

恋愛呼吸 ～タッチ、見る～

タッチ、見る【基本】

恋愛は目からはじまるといっても
過言ではありません。
マンネリしちゃったふたりも、
当初のときめきを取り戻すのが大事です。
基本の呼吸をしたあとに、
相手にさりげなくタッチ。
ひざのあたりが自然です。
それから、相手の目をじっと見ます。
相手も見つめ返してきたら、大成功!

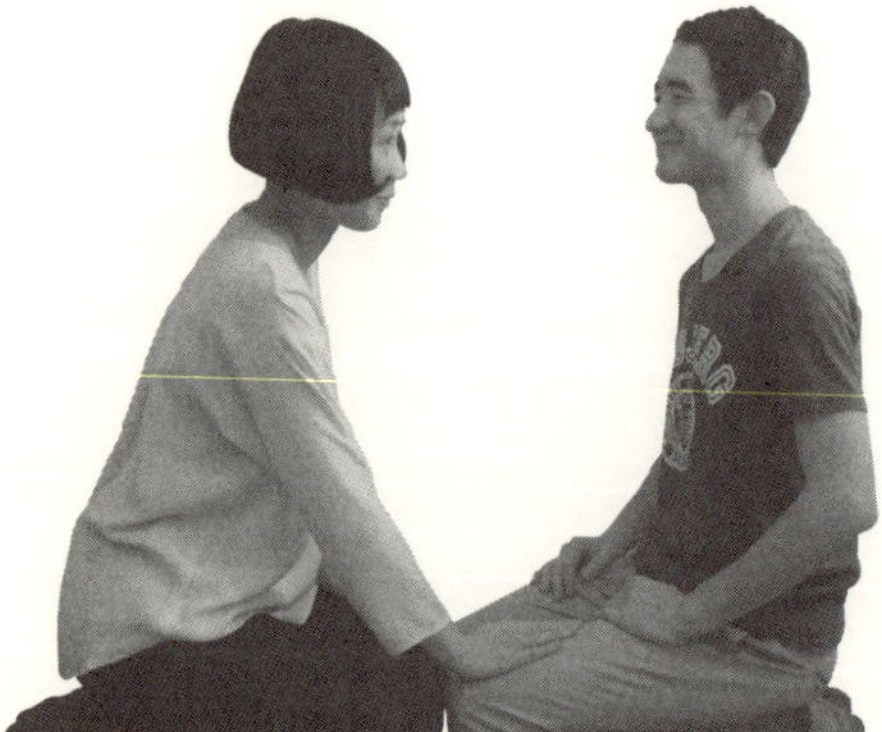

タッチ、見る【応用】

基本に慣れてから、行うとよいでしょう。

（1）向かい合わせで座り、ひざをくっつけます。互いに手を重ね合わせます。見つめ合います。

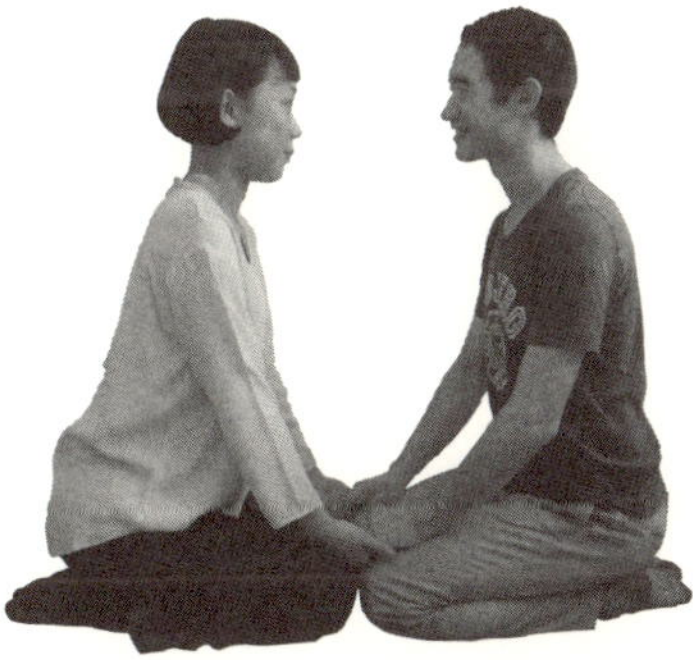

（2）夫婦、恋人同士は、相手の胸にタッチです。

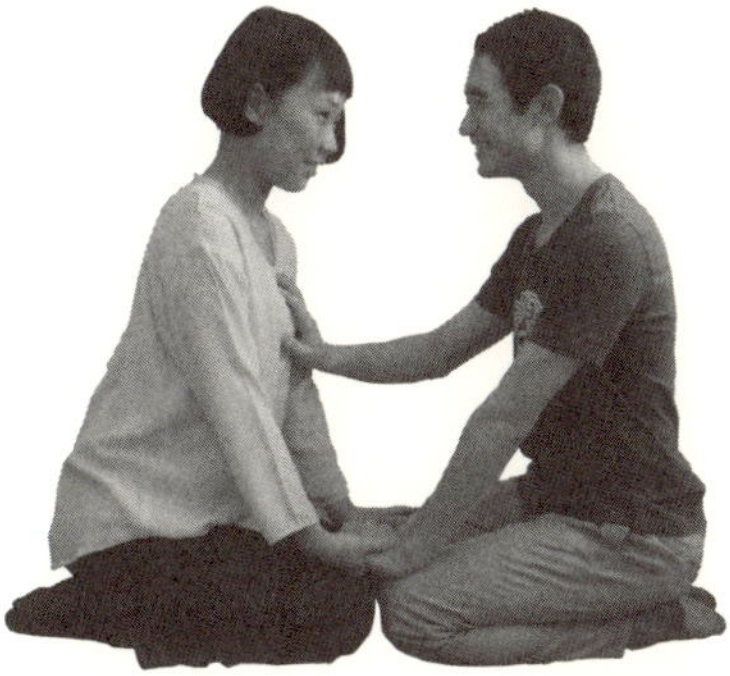

感謝の呼吸

感謝の呼吸は、円満呼吸です。夫婦、恋人同士。
相手のすべてに感謝することで、ずっと仲よくいられます。

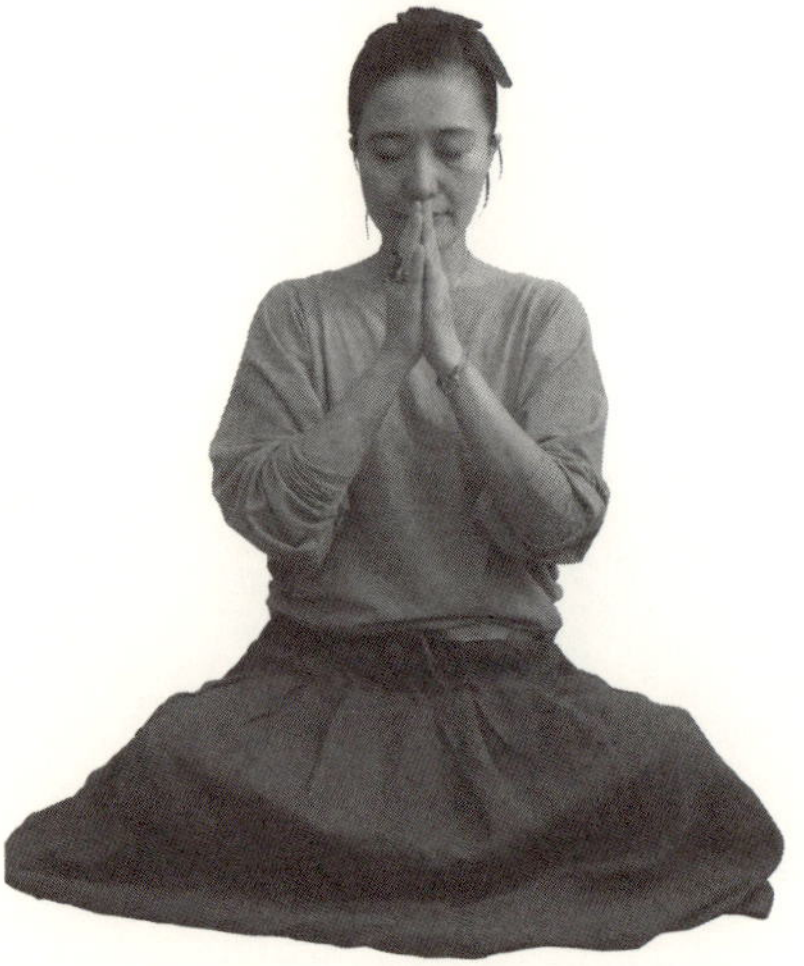

基本の呼吸をしたあとに行います。
両手を合わせて、
相手のすべてに
「ありがとう」と、
感謝をします。
喧嘩をしたり、
むかつくことがあったりしても、
それを含めて、
100%すべてに感謝です。
寝る前に一日を振り返って
行うとよいでしょう。

愛の呼吸

愛の呼吸は精神集中の呼吸です。
キャンドルを使うので、
キリスト様にならい「愛の呼吸」と名づけました。

基本の呼吸のあとに行います。
キャンドルに火を灯し、
炎とひとつになるように
じっと見つめます。
1分もすると、
こころが整います。
緊張するような大事な
イベントの前、
彼と初デートの前日などに行うと、
こころが落ち着きます。

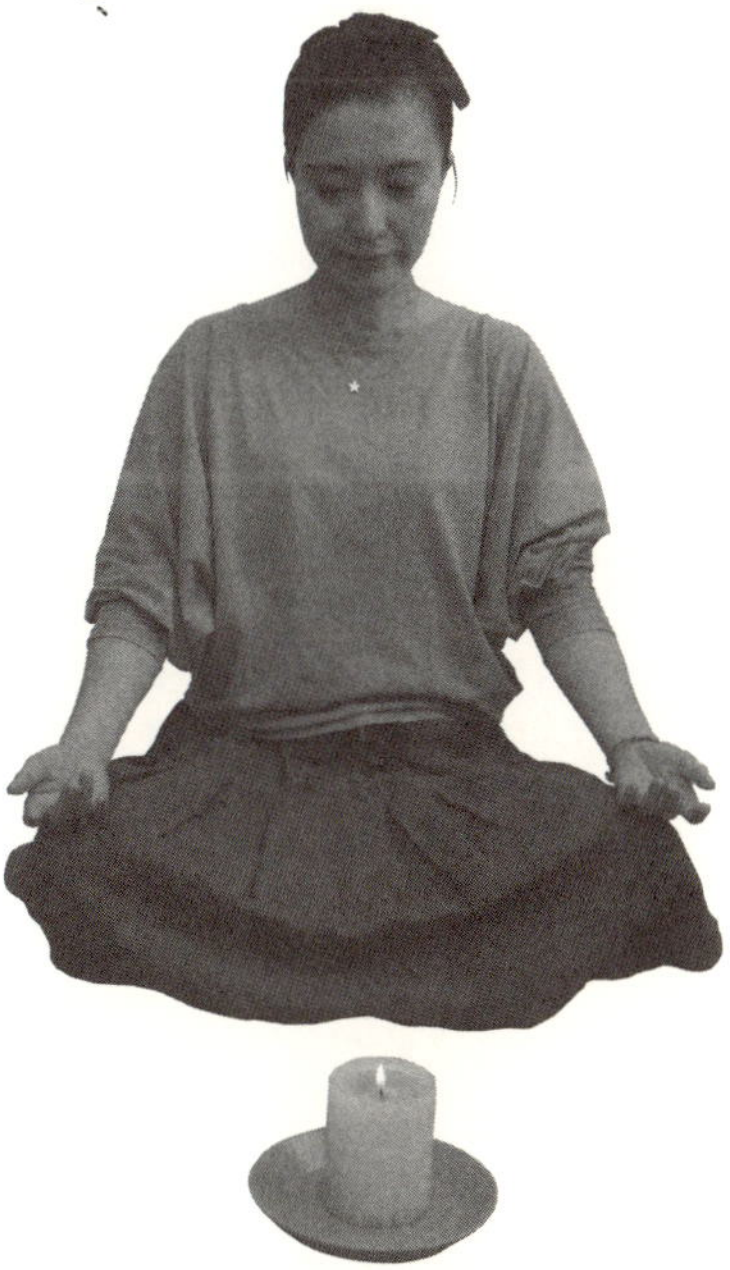

【モデル】服部みれい（P202～204）

スペシャル
愛染明王の真言

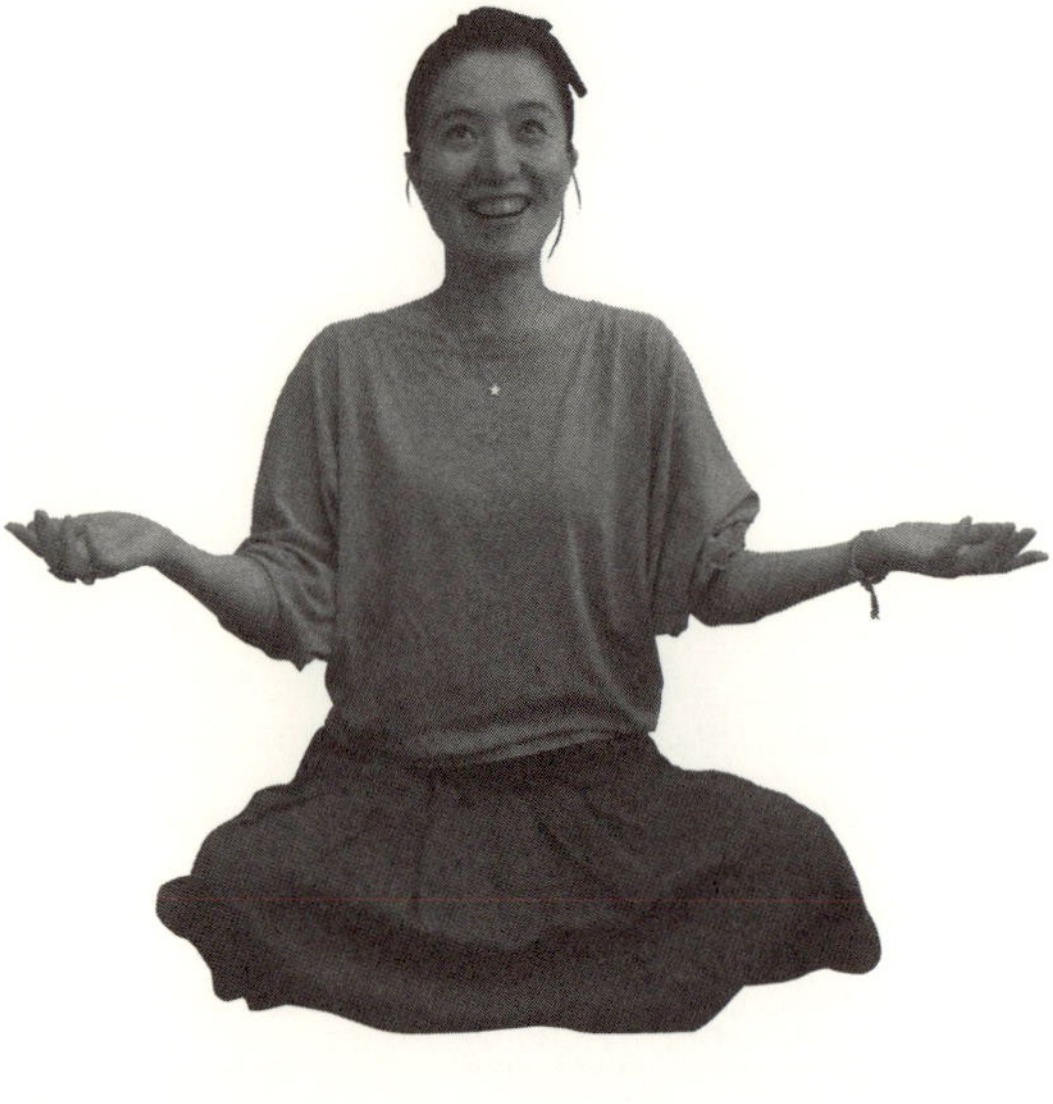

基本の呼吸のあとに行います。左頁の真言を繰り返し唱えます。7、21、108とじょじょに増やして繰り返すと、よいという伝えもありますが、自分が気持ちよく、満足するまで繰り返すことが大事です。

真言は、おもに自然現象の背後にある大いなる力を神として讃え詠んだ詩文です。真言はさまざまな問題や出来事に対して、否定性を中和し、肯定的な影響を生み出すと考えられていることばです。

愛染明王は愛を司る仏様です。
愛染明王の真言を唱えることで恋愛や結婚を引き寄せます。

「オン　マカラギャ
バゾロウシュニシャ
バザラサトバ
ジャク　ウン　バン　コク」

帰命したてまつる大愛染尊よ　金剛仏頂尊よ　金剛薩埵《さった》よ
四種（息災・増益・敬愛・降魔）のために、慈悲の光明で
すべての衆生を受け入れて救いとりたまえ

【出典】『真言陀羅尼』坂内龍雄著、平河出版社刊

加藤俊朗

1946年、広島生まれ。国際フェルデンクライス連盟認定公認講師。厚生労働省認定ヘルスケア・トレーナー。産業カウンセラー。横河電機グループや医療法人などを通して、加藤メソッドのレッスンを全国各地で開催。著書に『呼吸の本』（谷川俊太郎氏との共著）、『呼吸の本2　呼吸踊り』（ともにサンガ）、『呼吸が〈こころ〉と〈からだ〉をひらく　加藤メソッドでラクに生きる』（春秋社）がある。

◎公式ホームページ「かとうとしろう・息に生きる」　http://katotoshiro.com/

服部みれい

文筆家、『murmur magazine』編集長、詩人。冷えとりグッズを扱う「mm socks」、本のレーベル&ウェブのおみせ「mm books」主宰。育児雑誌の編集者を経て、ファッション誌のライティング、書籍の編集、執筆を行う。2008年に『murmur magazine』を創刊。企画・編集した本に、『ナチュリラ別冊　冷えとりガールのスタイルブック』（主婦と生活社）、ほか代替医療に関する書籍多数。著書に『なにかいいこと　自分をほどく知恵のことば』（イースト・プレス）、『ストロベリー・ジュース・フォーエバー』『オージャスのひみつ』（ともにマーブルトロン／中央公論新社）、『SELF CLEANING BOOK あたらしい自分になる本』『SELF CLEANING DIARY　あたらしい自分になる手帖』（ともにアスペクト）、『みれいの部屋　ニューお悩み相談』（主婦と生活社）、『服部みれい詩集　甘い、甘い、甘くて甘い』（エムエム・ブックス）、『あたらしい東京日記』（大和書房）、『あたらしい食のABC』（WAVE出版）、『服部みれい詩集 だからもう はい、すきですという』（ナナロク社）がある。近著に『SELF CLEANING BOOK2　自由な自分になる本』（アスペクト）がある。

◎ブログ「マーマーな☆ダイアリー」　http://blog.murmurmagazine.com/

◎メルマガ「服部みれいの超☆私的通信ッ」　http://www.mag2.com/m/0001368970.html

◎WEB版　別冊murmur magazine（別マー）　http://murmurmagazine.com/

恋愛《れんあい》呼吸《こきゅう》

2013年6月25日　初版発行
2018年8月30日　7版発行

著　者　加藤俊朗《かとうとしろう》
服部《はっとり》みれい

発行者　松田陽三

発行所　中央公論新社
〒100-8152　東京都千代田区大手町1-7-1
電話　販売 03-5299-1730　編集 03-5299-1870
URL　http://www.chuko.co.jp/

印　刷　三晃印刷

製　本　大口製本印刷

Published by CHUOKORON-SHINSHA, INC.
Printed in Japan　ISBN978-4-12-004504-2　C0076